リハビリテーションのための
パッとみてわかる心電図

丸岡 弘 埼玉県立大学保健医療福祉学部理学療法学科

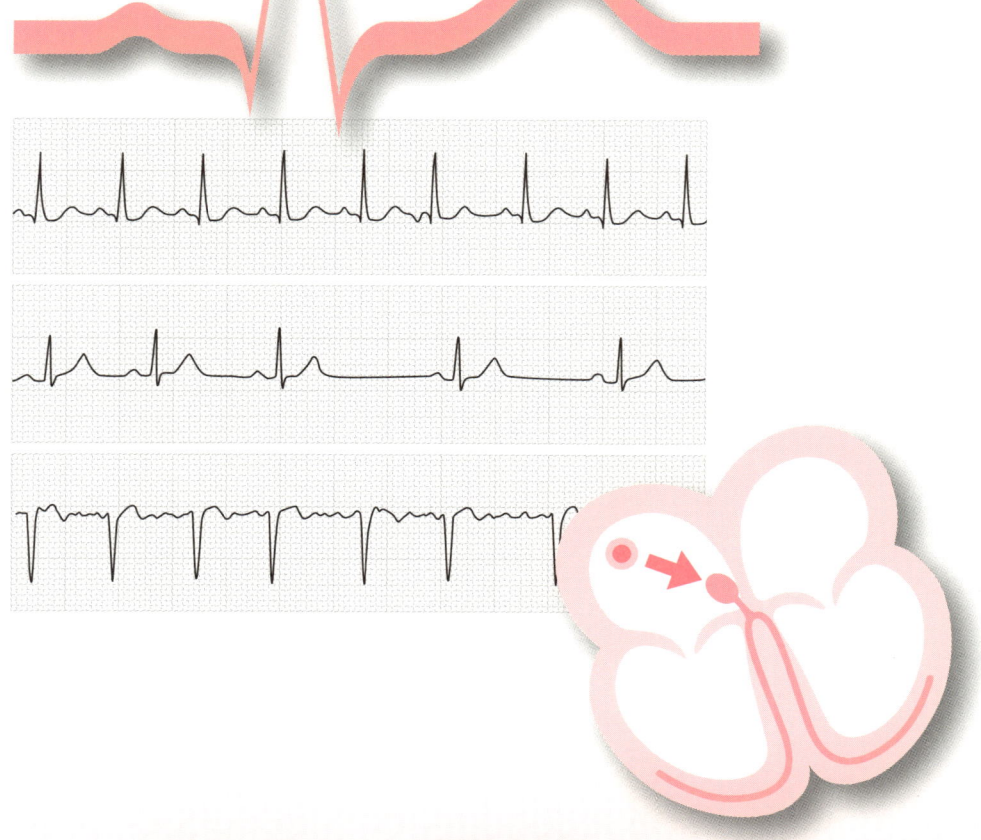

中山書店

はじめに

　著者は「なぜ，心電図を学ばなければならないのか？」を自問自答しながら，雑誌『理学療法』（メディカルプレス）の連載（やさしく読める心電図）を執筆しました．その後，読者より連載の内容を踏まえて成書にしてもらいたいという多くの意見が寄せられました．寄せられた意見は，「心電図はどうも苦手だ……」「心電図のテキストはどれも説明がとても難しく理解できない」「心電図のテキストは難しくない感じのものがイイ」「どのような波形が現れると，どのような病態やリスクが考えられるのかがわからない」「波形を見ても何がポイントだかよくわからない」というものでした．心電図は総じて臨床において，いかに有用な検査であるかは理解されているものの，「どうせ心電図はわからないもの」とアレルギーをもってしまっている，食わず嫌いの人が多くいるのも事実のようです．心電図をとっつきにくいと感じ食わず嫌いになる人の多くは，「心電図は理屈っぽい」あるいは「難しい心電図の定義や言葉，波形を暗記しなければならない」と思っているようです．

　一方，心電図は医療の最前線で医師が最も頼りとする武器の一つであり，心電図一枚によって治療方針が一変するようなことも少なくありません．テキパキと行動できる医療スタッフになるためには，医師がその心電図を見て何を考えたか，あるいは何を考えるのかを予測しなければなりません．やはり医療スタッフは，プロフェッショナルとして心電図を読めなければなりません．しかし，血圧のようなデジタル値を読むのと違って，心電図のようなアナログデータを理解できるようになるには，少し時間が必要です．でも，最初から難しく考えることはありません．英語を習うのと同じような気持ちで習い始めることが大切です．

　本書は臨床の現場において心電図にかかわる医療スタッフのみなさん，および理学療法士を志す学生のみなさんが心電図の波形をいち早く理解し（パッと見てポイントがわかる），適切な介入（リスクが考えられる）ができるように，心電図の仕組みを踏まえて図形としてイメージができるように心がけました．本書によって心電図に興味を持っていただければ（ここまで至れば），本書の目的は達成できたといえます．あとはいろいろな疑問に対して自ら考え，調べることが大切になってきます．

　やわらかい頭で，心電図に取り組みましょう．

　本書の最大の特徴は，以下の通りです．
・極力文字を少なくして図・表を中心にわかりやすくまとめました．
・独習トレーニングを設け，知識の確認に役立てられるようにしました．
・重要なポイントは，お手持ちの赤シートで隠して，暗記の確認ができるようにしました．
・キャラクターを適宜用い，親しみやすい印象になるように心がけました．
　本書では電気生理学などの心電図の基本知識にはふれていません．これらの知識については，成書を参照していただきたいと思います．

2009年12月
丸岡　弘

リハビリテーションのためのパッとみてわかる心電図
目次

　　はじめに ……………………………………………………………………………… iii

I. 心電図をみる

    1. 不整脈の見方 1 ……………………………………………………………… 02
    2. 不整脈の見方 2 ……………………………………………………………… 03
    3. 基本的ステップ ……………………………………………………………… 04
    4. 心臓の解剖に従って不整脈を整理 ………………………………………… 06
    5. 不整脈のフローチャート …………………………………………………… 07
    6. 洞結節に関連するもの 1 − 洞性頻脈 …………………………………… 09
    7. 洞結節に関連するもの 2 − 洞性徐脈 …………………………………… 12
    8. 補充収縮 1 − 房室接合部性補充収縮 …………………………………… 15
    9. 補充収縮 2 − 心室性補充収縮 …………………………………………… 17
  10. 洞結節に関連するもの 3 − 洞性不整脈 ………………………………… 19
  11. 洞結節に関連するもの 4 − 洞不全症候群 ……………………………… 22
  12. 心房に関連するもの 1 − 心房性期外収縮 ……………………………… 29
  13. 心房に関連するもの 2 − 発作性上室性頻拍 …………………………… 33
  14. 心房に関連するもの 3 − 心房細動 ……………………………………… 36
  15. 心房に関連するもの 4 − 心房粗動 ……………………………………… 39
  16. 房室結節に関連するもの 1 − 房室接合部性期外収縮 ………………… 42
  17. 房室結節に関連するもの 2 − 房室ブロック …………………………… 44
  18. 房室結節に関連するもの 3 − Ⅰ度房室ブロック ……………………… 45
  19. 房室結節に関連するもの 4 − Ⅱ度房室ブロック（ウェンケバッハ型） ……… 48
  20. 房室結節に関連するもの 5 − Ⅱ度房室ブロック（モビッツ型） …………… 51
  21. 房室結節に関連するもの 6 − 高度房室ブロック ……………………… 54
  22. 房室結節に関連するもの 7 − Ⅲ度房室ブロック ……………………… 57
  23. 心室に関連するもの 1 − 心室性期外収縮 ……………………………… 60
  24. 心室に関連するもの 2 − 単発性心室性期外収縮 ……………………… 61
  25. 心室に関連するもの 3 − 多源性心室性期外収縮 ……………………… 64
  26. 心室に関連するもの 4 − 連発性心室性期外収縮 ……………………… 66
  27. 心室に関連するもの 5 − R on T 型心室性期外収縮 …………………… 68
  28. 心室に関連するもの 6 − 心室頻拍 ……………………………………… 71
  29. 心室に関連するもの 7 − 単形性心室頻拍 ……………………………… 72
  30. 心室に関連するもの 8 − 多形性心室頻拍 ……………………………… 75
  31. 心室に関連するもの 9 − トルサードドポアンツ ……………………… 77
  32. 心室に関連するもの 10 − 心室細動 ……………………………………… 79

33. 心室に関連するもの 11 －右脚ブロック ……………………… 81
　34. 心室に関連するもの 12 －左脚ブロック ……………………… 84
　　　　I. 独習トレーニング ……………………………………………… 87

II. 運動中にみられる心電図の変化

　1. 生理的反応 ……………………………………………………… 104
　2. 異常反応 ………………………………………………………… 106
　3. 運動負荷心電図の判定基準 …………………………………… 109
　　　　II. 独習トレーニング ……………………………………………… 110

III. 心臓のことをすこし理解しよう

　1. 酸素搬送系とは ………………………………………………… 112
　2. 心臓はポンプ能力の優れもの ………………………………… 115
　3. 心臓のポンプは酸素搬送系のかなめ ………………………… 116
　4. 酸素搬送系からみた酸素動態 ………………………………… 118
　5. 身体（作業）活動に対する呼吸循環系の応答 ……………… 120
　6. 酸素供給をするための仕組み 1 －心拍出量の変化 ………… 122
　7. 酸素供給をするための仕組み 2 －心拍数の変化 …………… 124
　8. 酸素供給をするための仕組み 3 －血圧の変化 ……………… 126
　9. 酸素供給をするための仕組み 4 －運動の違いによる血圧の変化 … 128
　10. 酸素供給をするための仕組み 5 －身体活動時の静脈還流 … 130
　11. 酸素供給をするための仕組み 6 －身体活動時の筋血流再配分 … 132
　12. 酸素供給をするための仕組み 7 －動静脈酸素較差 ………… 134
　　　　III. 独習トレーニング ……………………………………………… 135

付録 1. 危険な不整脈をみる ……………………………………………… 137
付録 2. 確認しておきたい用語と略語 …………………………………… 140

文献 ………………………………………………………………………… 147
索引 ………………………………………………………………………… 149

I. 心電図をみる

I. 心電図をみる

1. 不整脈の見方 1

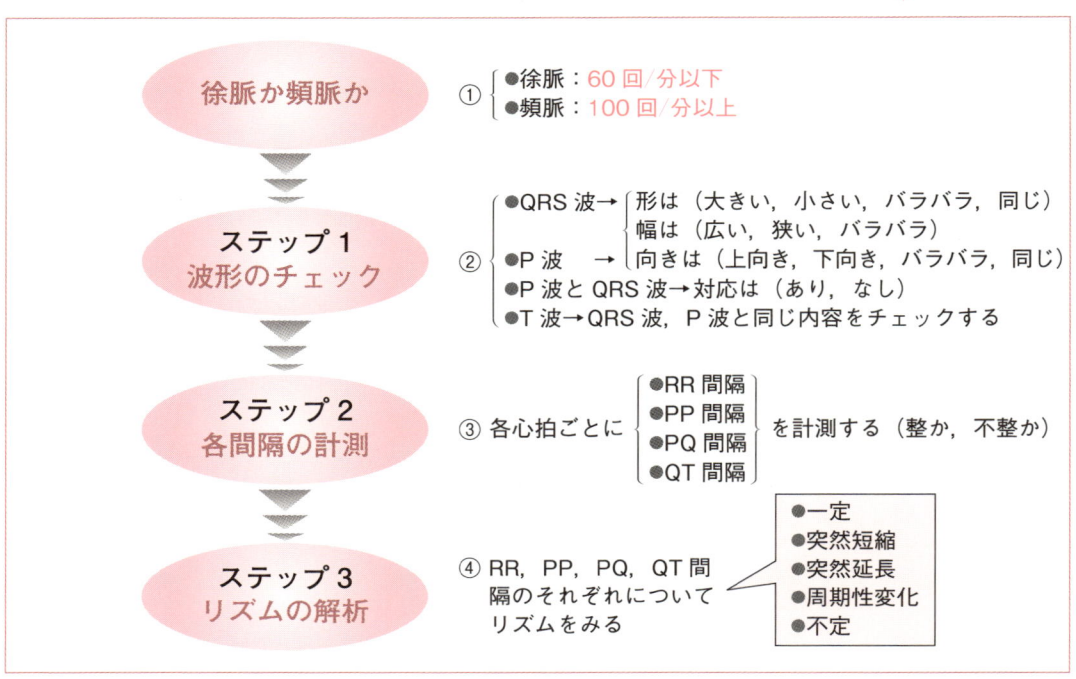

図1 不整脈解析の基本的ステップ

● 不整脈の見方
→心電図をみる順番を決めておくと，見落としがなくなる（図1）．

● 不整脈解析の基本的ステップ
・徐脈か頻脈かをチェック．以下の順に作業を進めると理解しやすい．
→ステップ1（波形のチェック）：QRS波→P波→P波とQRS波→T波
→ステップ2（各間隔の計測）：RR間隔→PP間隔→PQ間隔→QT間隔
→ステップ3（リズムの解析）：RR間隔→PP間隔→PQ間隔→QT間隔

● 基本的な波形の読み方は右図，および94ページを参照

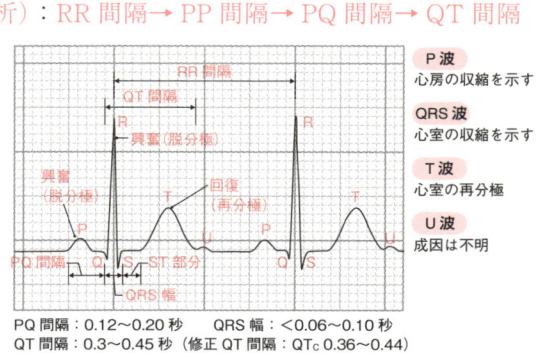

2. 不整脈の見方 2

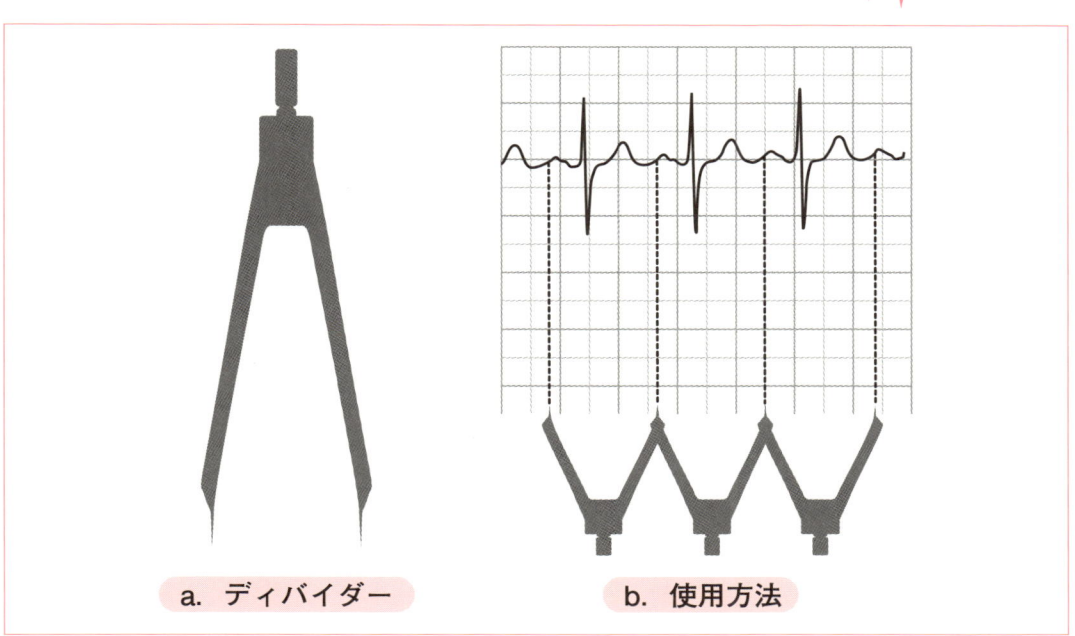

　　　　a. ディバイダー　　　　　　b. 使用方法

図2　ディバイダーの使い方

- ●ディバイダー
  - →正確な解析をするために必要．ステップ2（各間隔の計測）で使用する（図2）．
- ●ディバイダーの使い方
  - →P波あるいはQRS波を追っていくのに，ディバイダーの片方を支点にして反対側にひっくり返していくとわかりやすい．
  - →RR間隔などの時間を計るには，ディバイダーで何マス分開いているかで判断する．

I. 心電図をみる

3. 基本的ステップ

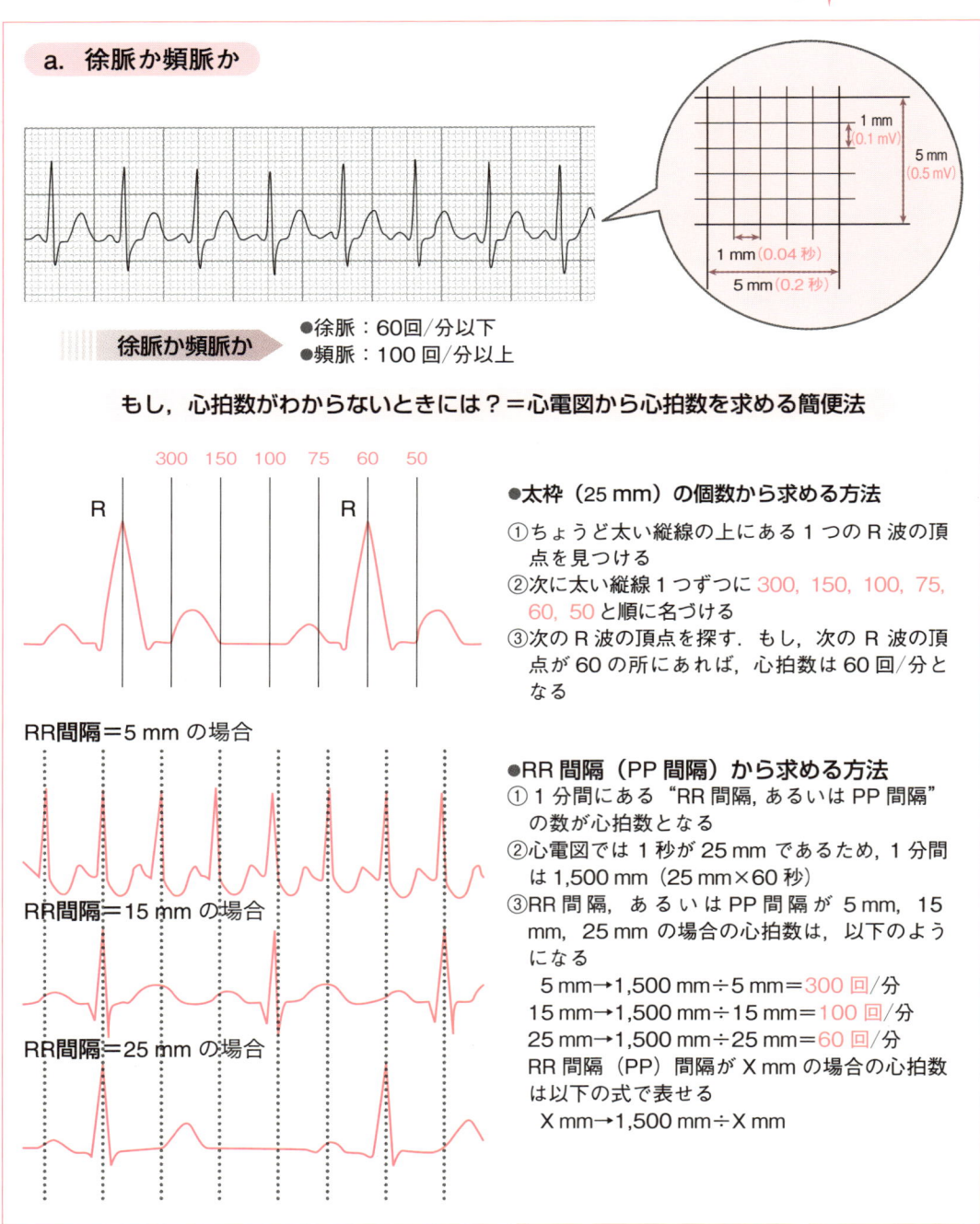

図3　基本的ステップ-1

3. 基本的ステップ

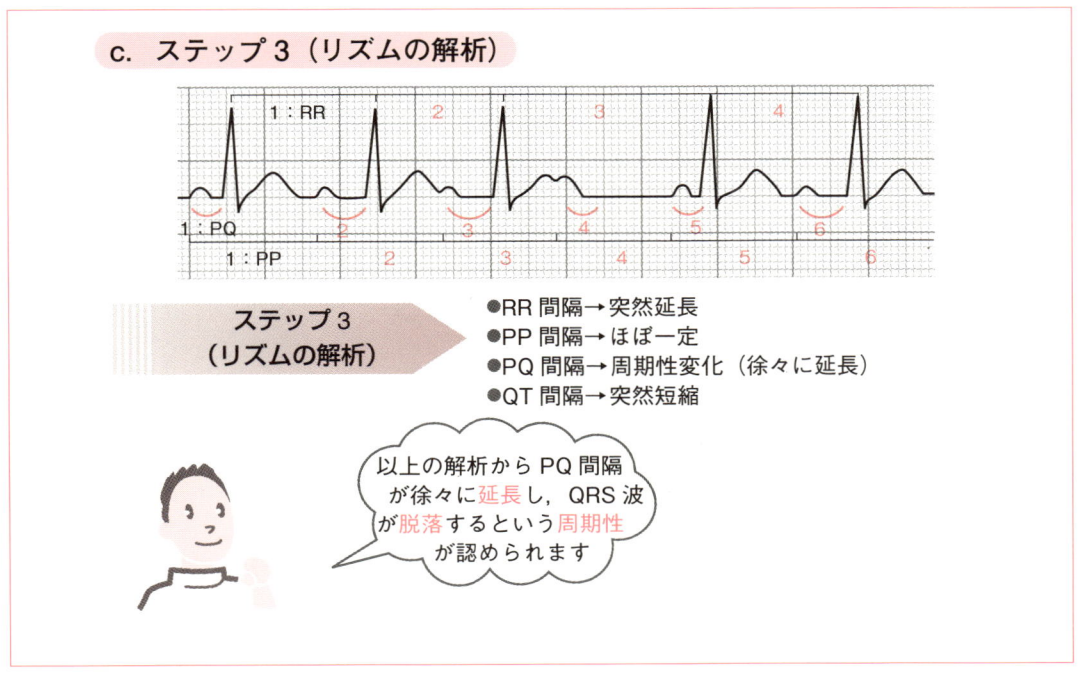

b. ステップ1（波形のチェック）

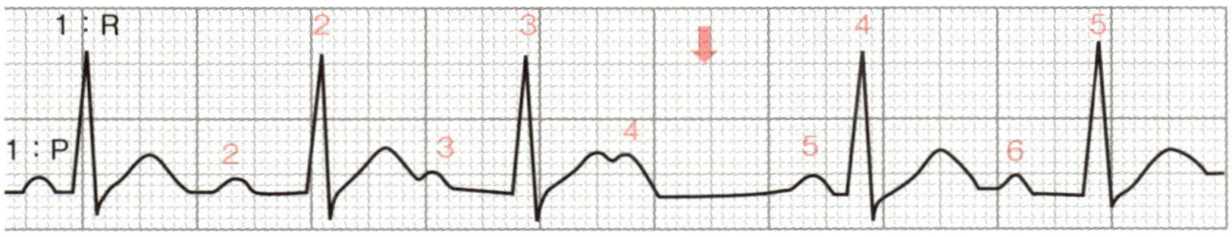

まず，P波とR波に通し番号を書き，波形のチェックを行う

ステップ1
（波形のチェック）
- QRS波→形，幅，向き同じ
- P波→形，幅バラバラ，向き同じ
- P波とQRS波→対応なし（QRS波の脱落）
- T波→QRS波，P波と同じ

c. ステップ2（各間隔の計測）

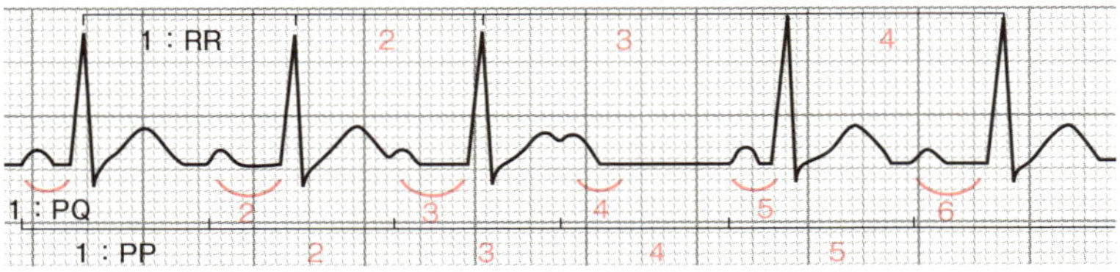

ステップ2
（各間隔のチェック）
- 各心拍ごとにRR間隔1〜4，PP間隔1〜5，PQ間隔1〜6を計測する
- RR間隔→不整
- PP間隔→ほぼ整
- PQ間隔→不整
- QT間隔→不整

図4　基本的ステップ-2

c. ステップ3（リズムの解析）

ステップ3
（リズムの解析）
- RR間隔→突然延長
- PP間隔→ほぼ一定
- PQ間隔→周期性変化（徐々に延長）
- QT間隔→突然短縮

以上の解析からPQ間隔が徐々に延長し，QRS波が脱落するという周期性が認められます

図5　基本的ステップ-3

I. 心電図をみる

4. 心臓の解剖に従って不整脈を整理

徐脈性不整脈

洞不全症候群
洞停止
洞性徐脈 など

心房停止

房室ブロック
Ⅰ度・Ⅱ度・Ⅲ度

脚ブロック
右脚・左脚

頻脈性不整脈

洞性頻脈
心房性期外収縮
心房細動・心房粗動
・発作性上室性頻拍
房室接合部性期外収縮

心室性期外収縮
心室頻拍
心室細動

図6　不整脈の種類

- 不整脈の種類は，心臓の解剖に従って整理すると理解しやすい（図6）

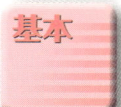
- 不整脈の発生部位
  ・洞結節に関連するもの（洞性）
  ・心房に関連するもの（心房性，上室性）
  ・房室結節に関連するもの（房室性，房室接合部性）
  ・心室に関連するもの（心室性）
- 不整脈は徐脈性と頻脈性とに分類できる．図6の左側には徐脈性不整脈，右側に頻脈性不整脈を示す．

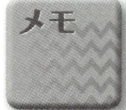
- 不整脈の発生頻度
  ・発生頻度の多い順：① 洞性頻脈，② 洞性不整脈，③ 心房細動，④ 心室性期外収縮，⑤ 脚ブロック，⑥ 洞性徐脈，⑦ 心房性期外収縮
  ・期外収縮は健常者でもよくみられ，70歳以上の高齢者ではホルター心電図において80％以上も検出されている．

5. 不整脈のフローチャート

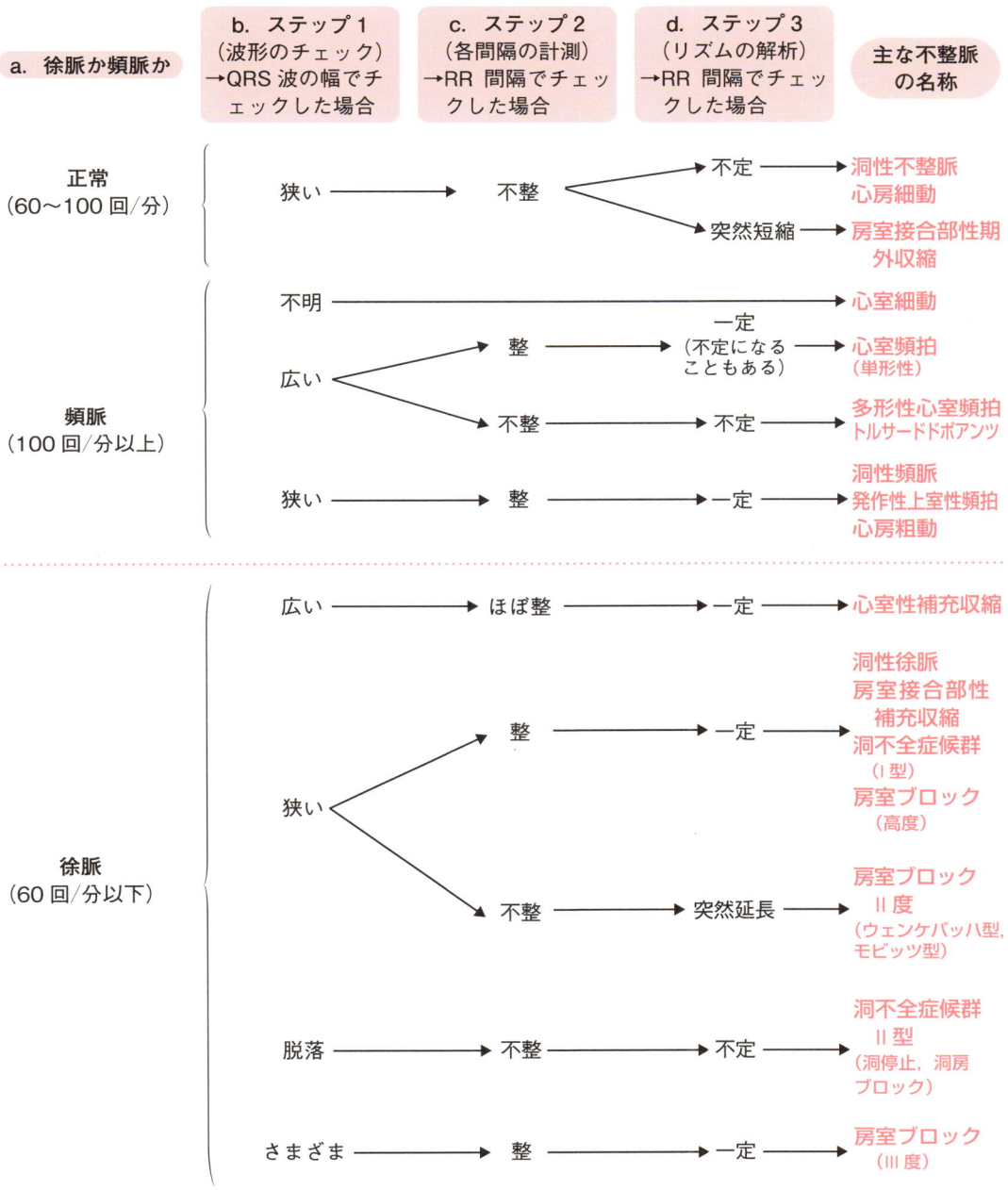

図7　不整脈のフローチャート

I. 心電図をみる

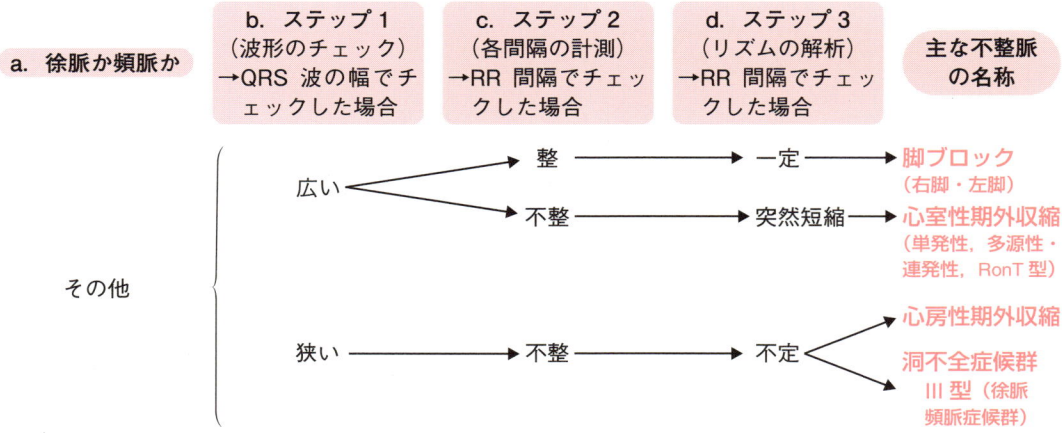

図7 不整脈のフローチャート（つづき）

●基本的ステップを踏まえて主な不整脈を整理（図7）．

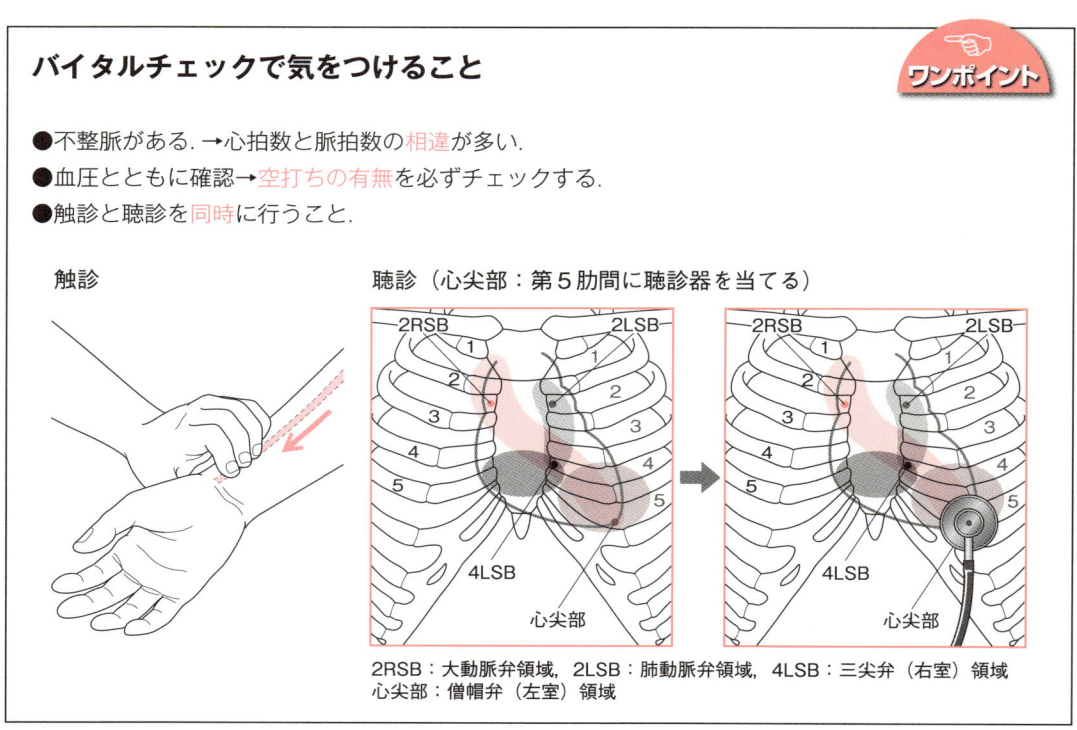

6. 洞結節に関連するもの 1
―洞性頻脈（sinus tachycardia）

① 頻脈（100 回/分以上）
② QRS 波，P 波，T 波は同じ

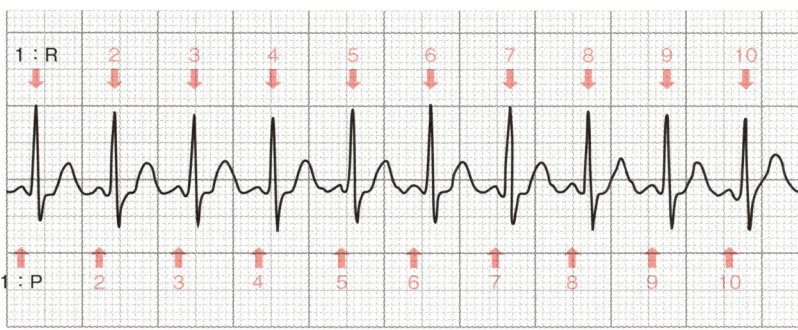

③ RR 間隔：整（0.6 秒以下）
④ RR 間隔：一定

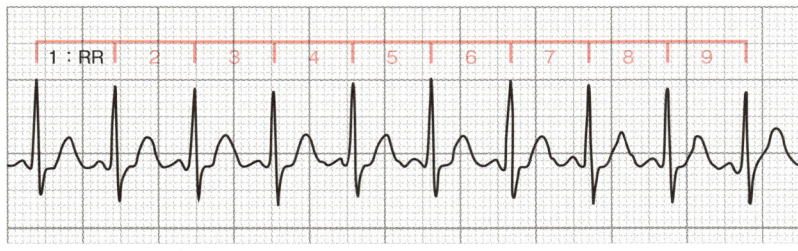

① 徐脈か頻脈か→頻脈（100 回/分以上）
② ステップ 1：QRS 波→形は同じ，幅は狭い，向きは同じ
　　　　　　　P 波→形，向きは同じ
　　　　　　　P 波と QRS 波→対応あり
　　　　　　　T 波→形，向きは同じ
③ ステップ 2：RR 間隔→整（0.6 秒以下）
　　　　　　　PP 間隔→整（0.6 秒以下）
　　　　　　　PQ 間隔→整
④ ステップ 3：RR 間隔→一定
　　　　　　　PP 間隔→一定
　　　　　　　PQ 間隔→一定

図 8　洞性頻脈

● 洞結節から発生する電気刺激の回数＝ 100 回/分以上の規則的な頻脈（図 8）

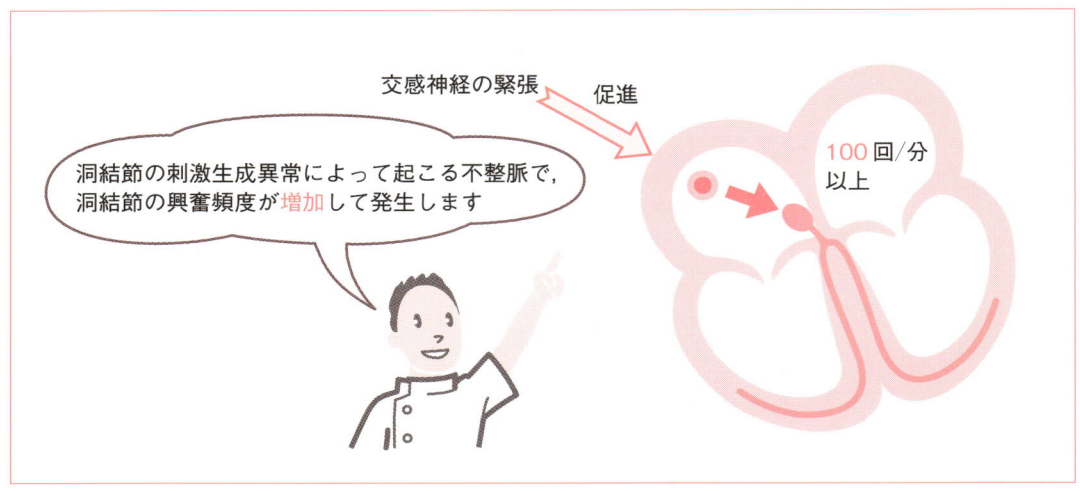

図9　洞性頻脈の発生機序

発生のしくみ

- 刺激伝導経路は正常
  → 洞結節の興奮頻度が増加して起こる頻脈（図9）

原因

- 発熱などによる生理的なものや甲状腺機能亢進症などの病的なものにより生じる（図10）.

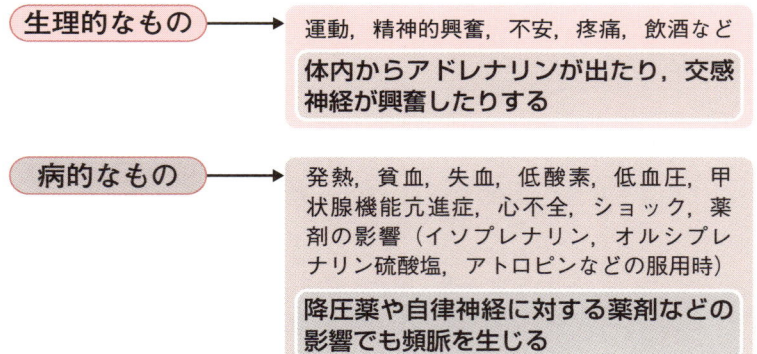

図10　洞性頻脈が起こる原因

症状

- 多くは無症状．動悸や息切れを訴えることがある．

リハビリ テーション スタッフの 対応	① モニター波形の記録 ② 自覚症状の確認（患者の精神状態，特に不安感などの有無） ③ 血圧を中心としたバイタルチェック ④ 必要に応じてほかの頻脈性不整脈との鑑別（12誘導心電図を記録） ⑤ 交感神経の亢進の解除に努める（安静，深呼吸など） ⑥ 原因疾患・使用中の薬物の影響の有無（薬剤の種類や投与量，投薬時間）をチェック ⑦ 呼吸苦や胸痛などの心機能悪化に伴う症状も観察 ⑧ 30分から1時間以上持続する場合は，原因に対する処置が必要（医師に相談）

● ごく軽い運動で頻脈（過度の心拍上昇）が認められるとき
　→運動耐容能低下や心筋虚血が考えられる．

I. 心電図をみる

7. 洞結節に関連するもの 2
―洞性徐脈（sinus bradycardia）

①徐脈（60回/分以下）
②QRS波，P波，T波は同じ

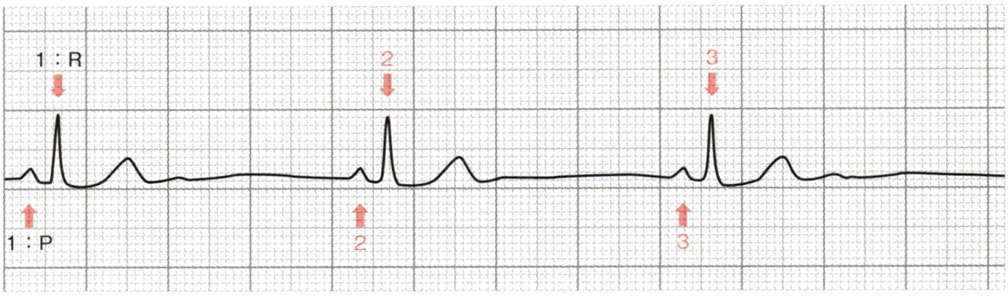

③RR間隔：整（1.0秒以上）
④RR間隔：一定

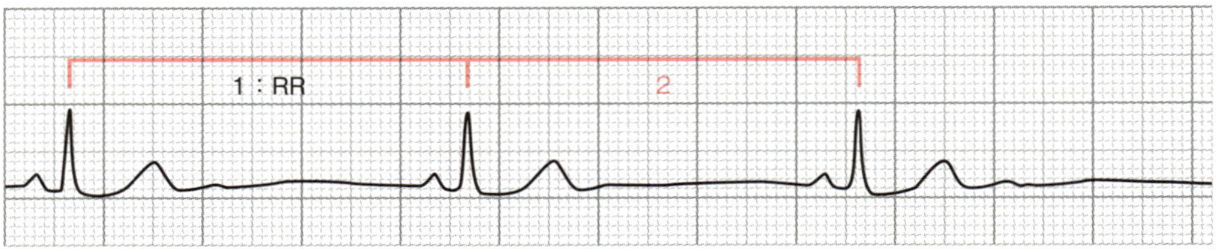

①徐脈か頻脈か→徐脈（60回/分以下）
②ステップ1：QRS波→形は同じ，幅は狭い，向きは同じ
　　　　　　P波→形，向きは同じ
　　　　　　P波とQRS波→対応あり
　　　　　　T波→形，向きは同じ
③ステップ2：RR間隔→整（1.0秒以上）
　　　　　　PP間隔→整（1.0秒以上）
　　　　　　PQ間隔→整
④ステップ3：RR間隔→一定
　　　　　　PP間隔→一定
　　　　　　PQ間隔→一定

図11　洞性徐脈

● 洞結節から発生する電気刺激の回数＝60回/分以下の規則的な徐脈（図11）

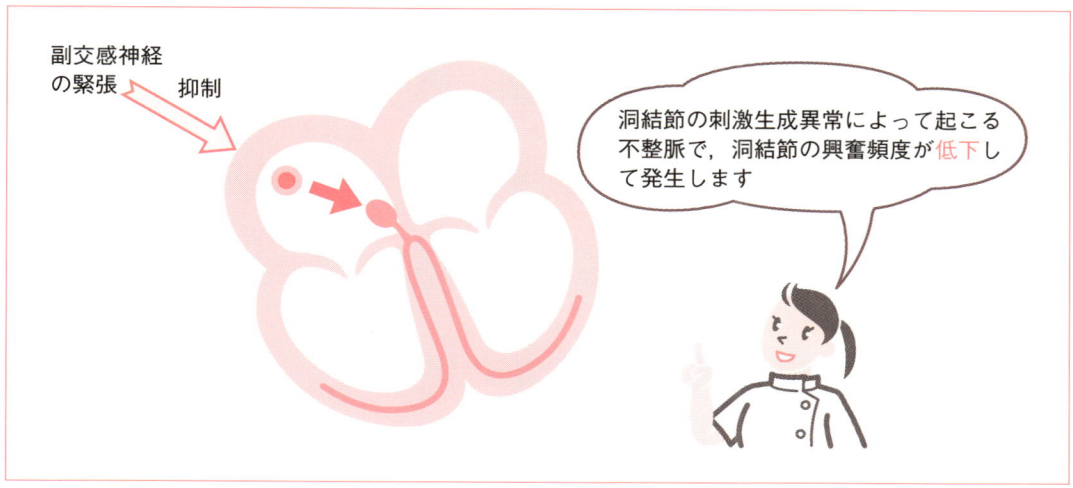

図12 洞性徐脈の発生機序

発生のしくみ（図12）
・刺激伝導経路は正常 →洞結節の興奮頻度が低下して起こる徐脈

原因（図13）
・スポーツマン心臓などによる生理的なものや甲状腺機能低下症などの病的なものにより生じる．また，心筋梗塞に伴う迷走神経緊張亢進によっても起こる場合がある．

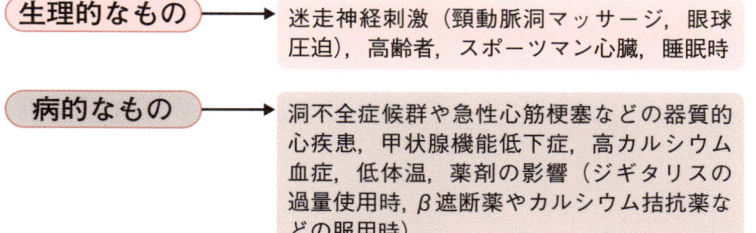

図13 洞性徐脈が起こる原因

○スポーツマン心臓：長距離走などの持久力を必要とするスポーツを長いあいだ続けていると，心臓が肥大し，普段から徐脈を呈することがある．心臓が肥大して1回拍出量が増大するため，普段の生活では徐脈でも十分な血液供給を行うことができる．

症状
・多くは無症状（多くは睡眠中に出現する）．労作時の息切れや全身疲労感，めまいとして感じることがある．

I. 心電図をみる

リハビリテーションスタッフの対応	① モニター波形の記録 ② 自覚症状の確認（めまいやふらつき，意識状態など） ③ 血圧などのバイタルチェック（自覚症状を伴う場合には，医師に相談） ④ 必要に応じてほかの徐脈性不整脈との鑑別（12誘導心電図を記録） ⑤ 原因疾患・使用中の薬物の影響の有無（薬剤の種類や投与量，投薬時間）をチェック

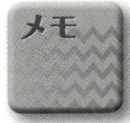

● 運動中に心拍上昇反応が不良の場合や，運動後に急に徐脈が出現する．
　→洞不全症候群や心筋虚血が考えられる．

8. 補充収縮 1
—房室接合部性補充収縮（atrioventricular junctional beat）

①徐脈（40～60 回/分程度）
②QRS 波は同じ，P 波はなし

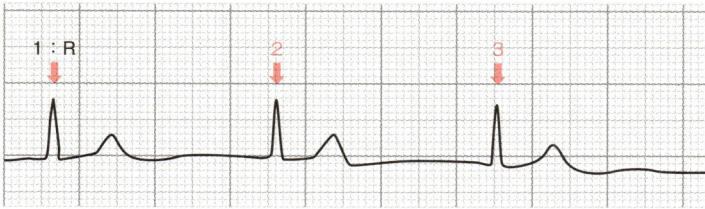

③RR 間隔：整（1.0 秒以上）
④RR 間隔：一定

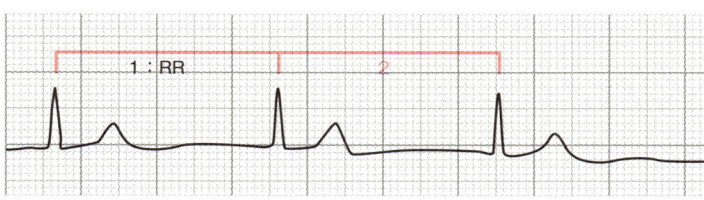

①徐脈か頻脈か→徐脈（40～60 回/分程度）
②ステップ 1：QRS 波→形は同じ，幅は狭い，向きは同じ
　　　　　　P 波→ない（刺激が心房と心室の両方に伝わった場合）
　　　　　　P 波と QRS 波→対応ない
　　　　　　T 波→形，向きは同じ
③ステップ 2：RR 間隔→整（1.0 秒以上）
④ステップ 3：RR 間隔→一定

図 14　房室接合部性補充収縮

● 著しい徐脈になると，房室結節や心室などの下位中枢から，補充収縮が出現することがある．
● 心臓には，洞結節が刺激を出さなくなってしまったときに，房室結節，ヒス束，プルキンエ線維が洞結節の代わりに刺激を出し，心臓の拍出を補おうとする生体の防御機能がある．生体の防御機能として起こる心臓の収縮を補充収縮という．
　・房室結節から刺激が出る場合→房室接合部性補充収縮（図 14）
　・ヒス束やプルキンエ線維から刺激が出る場合→心室性補充収縮（次項）
● 長い休止期の後，先行する P 波がなく，基本調律とほぼ同じ波形の QRS 波が出現．

I. 心電図をみる

リハビリテーションスタッフの対応	① モニター波形の記録 ② 自覚症状の確認（意識状態など） ③ 血圧を中心としたバイタルチェック ④ 必要に応じてほかの徐脈性不整脈との鑑別（12誘導心電図を継続的に記録） ⑤ 持続する場合には，洞結節の異常がより高度になっていることが示唆される（医師への連絡が必要）．緊急性は患者の状態による．

9. 補充収縮 2
―心室性補充収縮（escape beat）

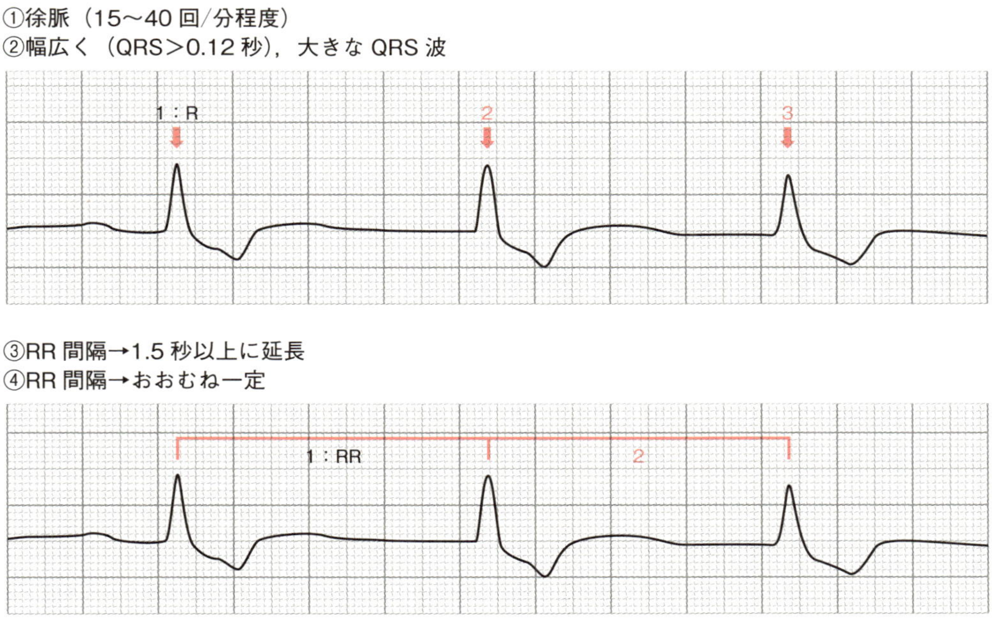

①徐脈（15～40回/分程度）
②幅広く（QRS＞0.12秒），大きなQRS波

③RR間隔→1.5秒以上に延長
④RR間隔→おおむね一定

①徐脈か頻脈か→徐脈（15～40回/分程度）
②ステップ1：QRS波→形は同じ，幅は広い，向きは同じ
　　　　　　P波→ないことが多い
　　　　　　P波とQRS波→対応ない
　　　　　　T波→形は同じ，向きは同じ（QRS波とは逆向き）
③ステップ2：RR間隔→ほぼ整（1.5秒以上）
　　　　　　PP間隔→P波がある場合整
　　　　　　PQ間隔→不整
④ステップ3：RR間隔→おおむね一定
　　　　　　PP間隔→ある場合は一定
　　　　　　PQ間隔→不定

図15　固有心室性補充収縮

● 長い休止期の後，先行するP波がなく，基本調律のQRS波とは異なる幅の広いQRS波が出現（図15）．洞結節や房室結節が刺激を発生しないため，心室から補充収縮が出現している．

I. 心電図をみる

リハビリテーションスタッフの対応	① モニター波形の記録 ② 自覚症状の確認（意識状態など） ③ 血圧を中心としたバイタルチェック ④ 救急カートの準備（特に除細動），医師への連絡 ⑤ 必要に応じてほかの徐脈性不整脈との鑑別（12誘導心電図を記録）

10. 洞結節に関連するもの 3
─洞性不整脈（sinus arrhythmia）

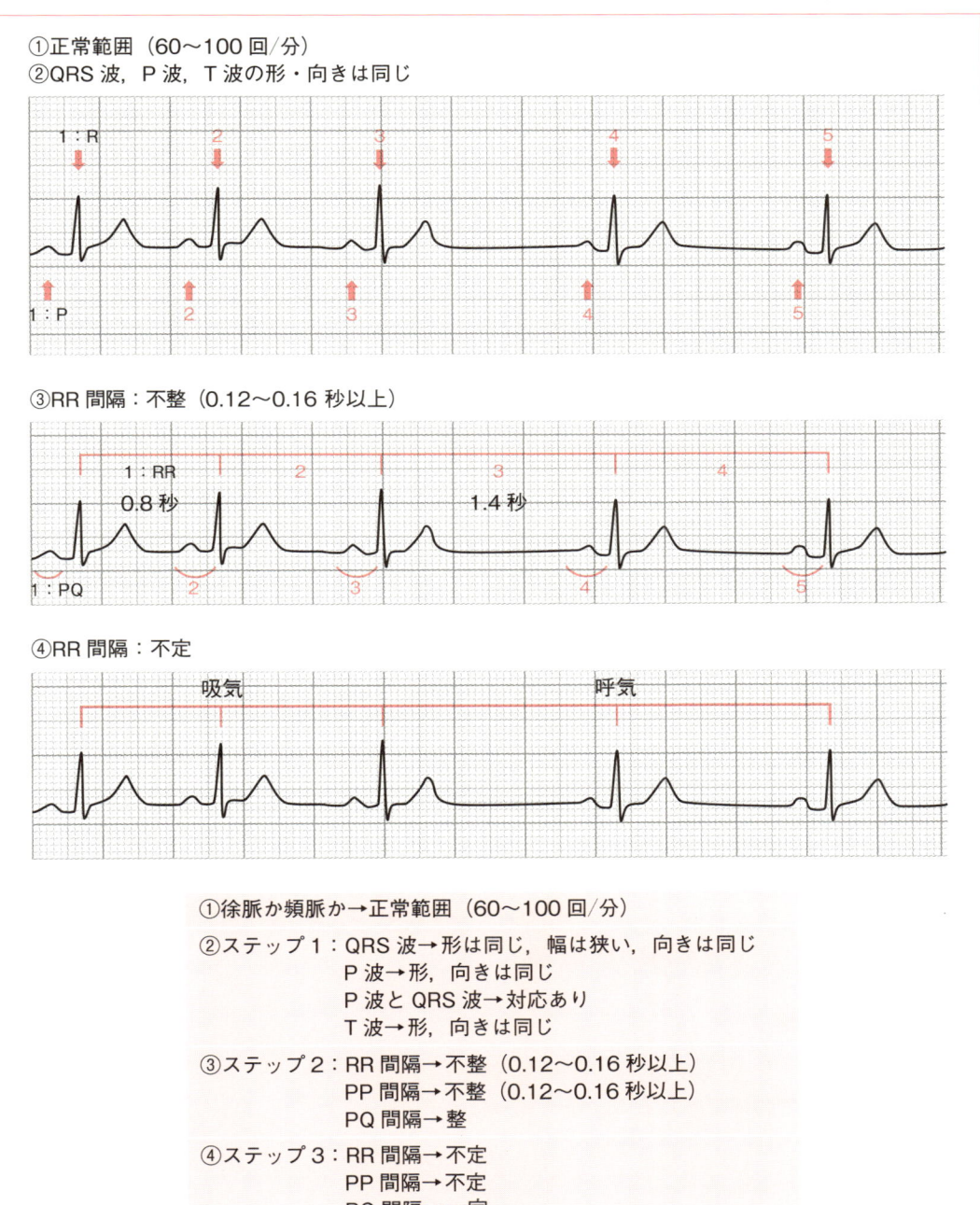

図 16　洞性不整脈

I. 心電図をみる

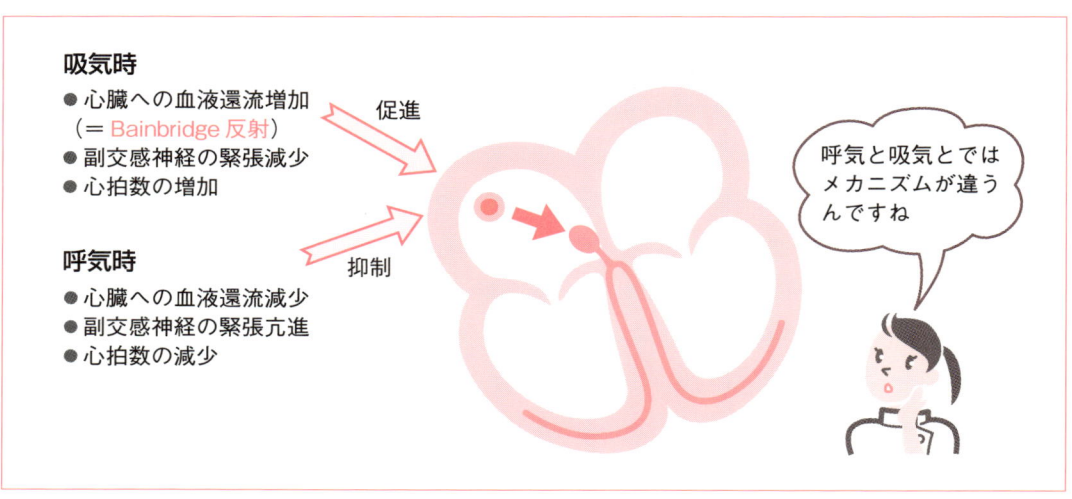

図17 呼吸性不整脈の発生機序

- 洞結節における電気的刺激の発生が不規則＝非呼吸性（呼吸の周期と無関係で不規則）と呼吸性（呼吸の周期に関係し規則的）
- 呼吸性不整脈→一般的には，吸気によりRR間隔が短縮し，呼気とともに延長していくことが多い（図16）．

発生のしくみ（図17）
・刺激伝導系が正常→電気的刺激の発生が不規則

原因（図18）
・呼吸性不整脈は生理的なものであることが多く，迷走神経が強く関係している．非呼吸性不整脈はジギタリス中毒時にみられることがある．

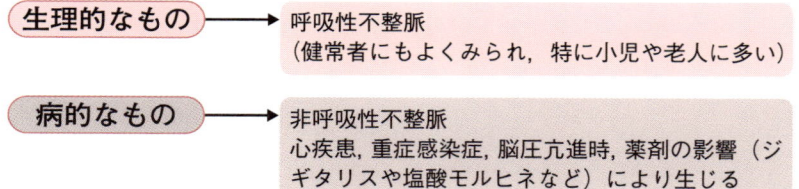

図18 洞性不整脈が起こる原因

症状
・多くは無症状．呼吸性不整脈は不眠時や緊張しているときなど，吸気時に動悸を感じることがある．

リハビリ テーションスタッフの対応	① モニター波形の記録（特に，新たに出現した場合） ② 自覚症状の確認（動悸症状など） ③ 必要に応じてほかの不整脈との鑑別（12誘導心電図を記録） ④ 原因疾患・使用中の薬物の影響の有無（薬剤の種類や投与量，投薬時間）をチェック ⑤ 特に徐脈傾向の強い場合は，洞結節機能不全症候群も考える必要があり，めまいや失神など症状に注意する．

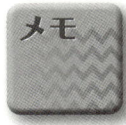

・刺激伝導系は正常→血行動態に影響を及ぼさない．

I. 心電図をみる

11. 洞結節に関連するもの 4
―洞不全症候群（sick sinus syndrome：SSS）

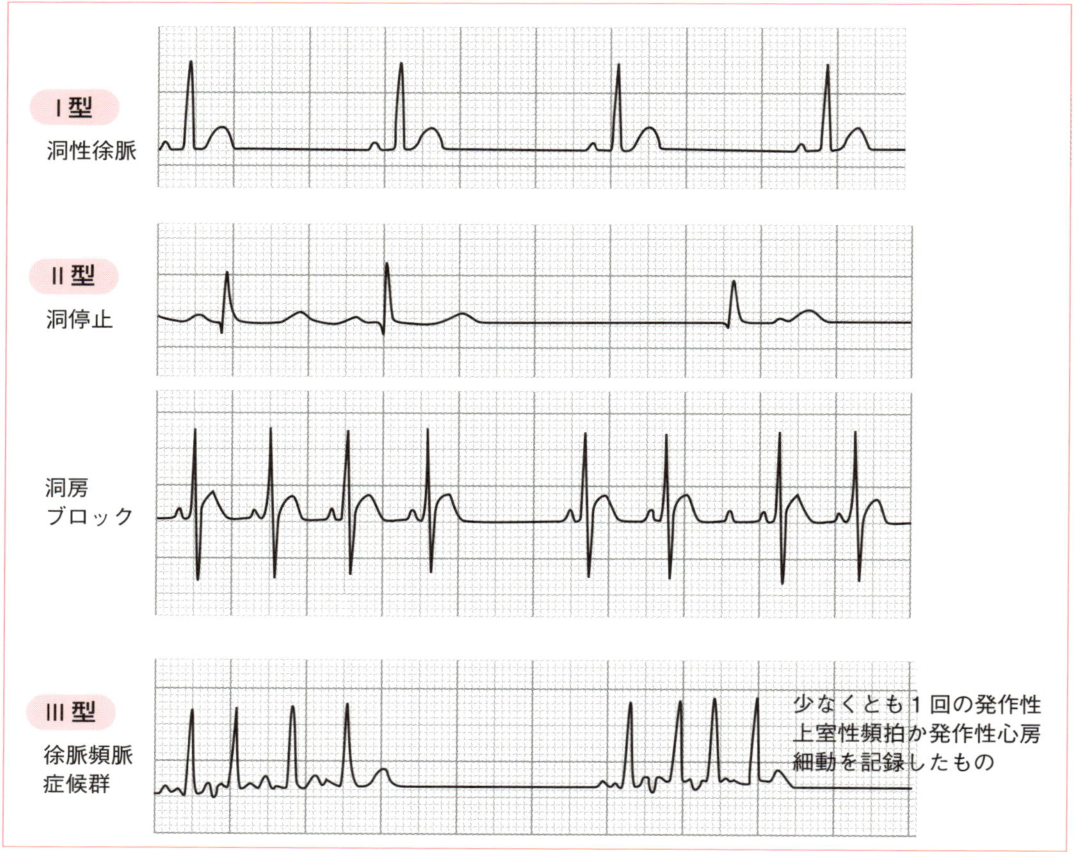

I型 洞性徐脈

II型 洞停止

洞房ブロック

III型 徐脈頻脈症候群

少なくとも1回の発作性上室性頻拍か発作性心房細動を記録したもの

図19　洞不全症候群―ルーベンシュタインの分類

- 洞結節の慢性的な機能不全＝①著しい洞性徐脈，②洞停止，③洞房ブロック，④徐脈性あるいは頻脈性不整脈をきたす病態
- 臨床的には，ルーベンシュタインの分類を利用する（病態を把握するのに便利）（図19）．
  ① I型：狭義の洞機能不全（洞性徐脈）
  ② II型：洞停止あるいは洞房ブロックを呈し，補充収縮（房室接合部や心室）を伴う．
  ③ III型：徐脈頻脈症候群．心房が高頻度に興奮した後（発作性心房細動の停止後など），一過性洞停止や高度洞性徐脈が生じる．

11. 洞結節に関連するもの 4

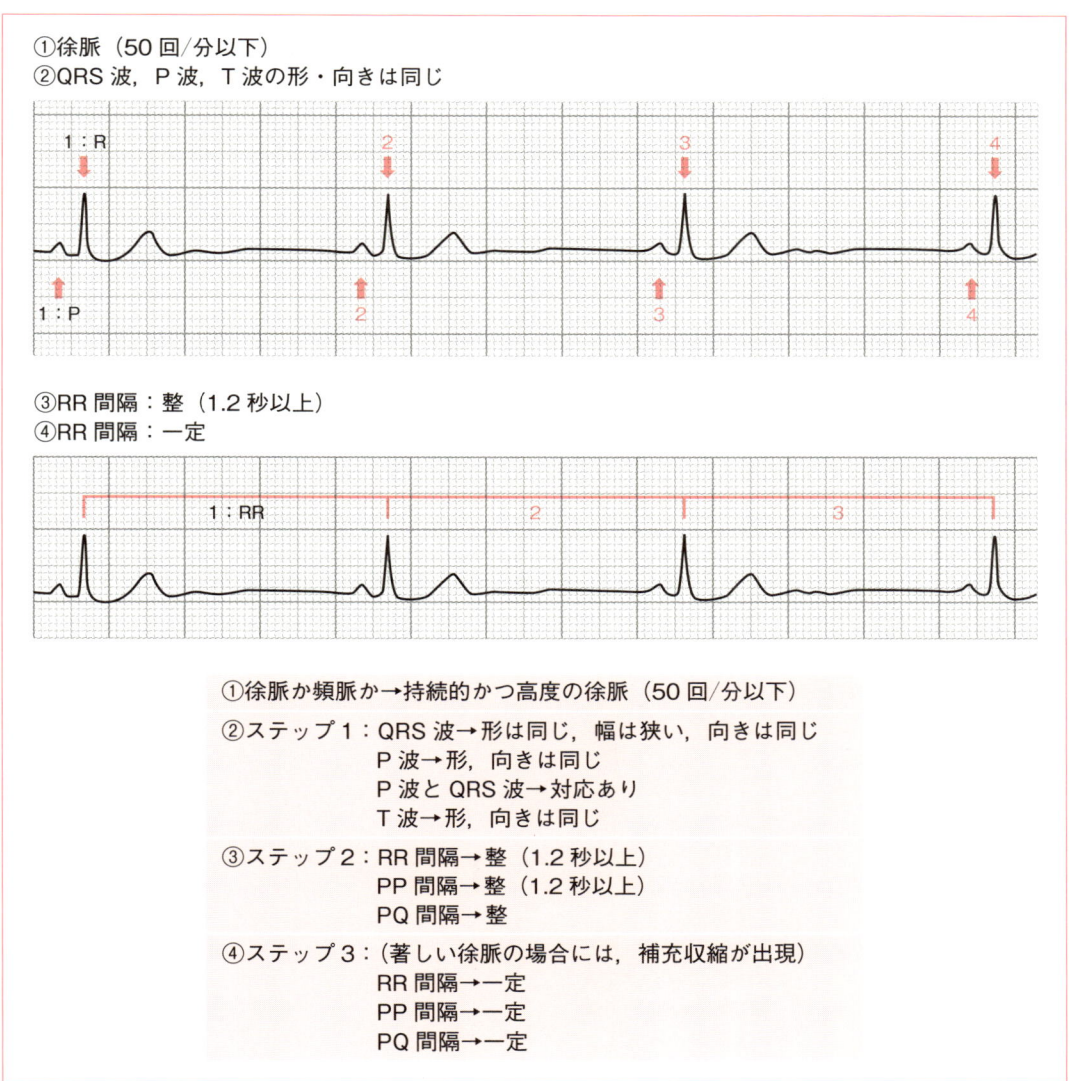

図20 Ⅰ型：狭義の洞機能不全（洞性徐脈）

I. 心電図をみる

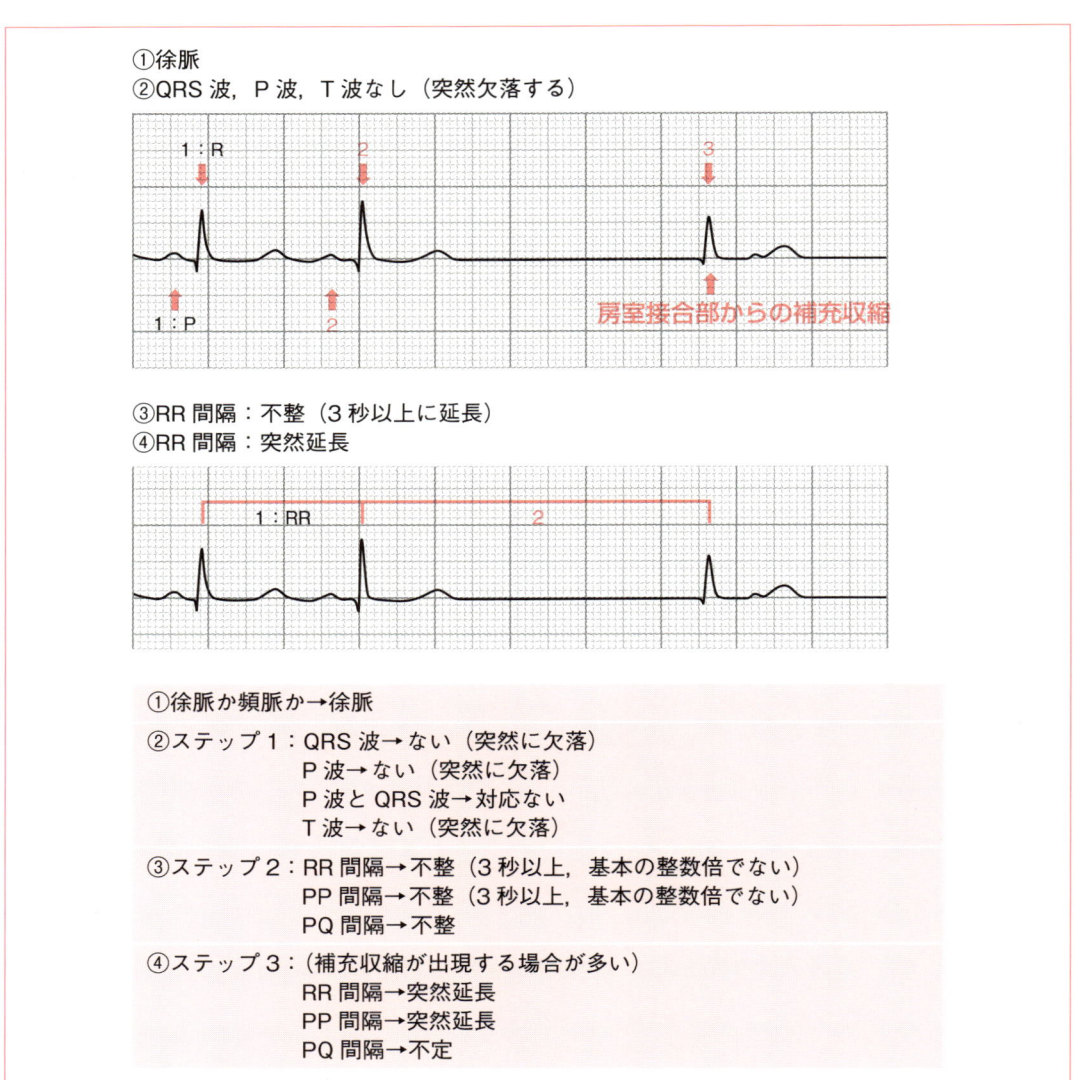

図21 II型：洞停止

11. 洞結節に関連するもの 4

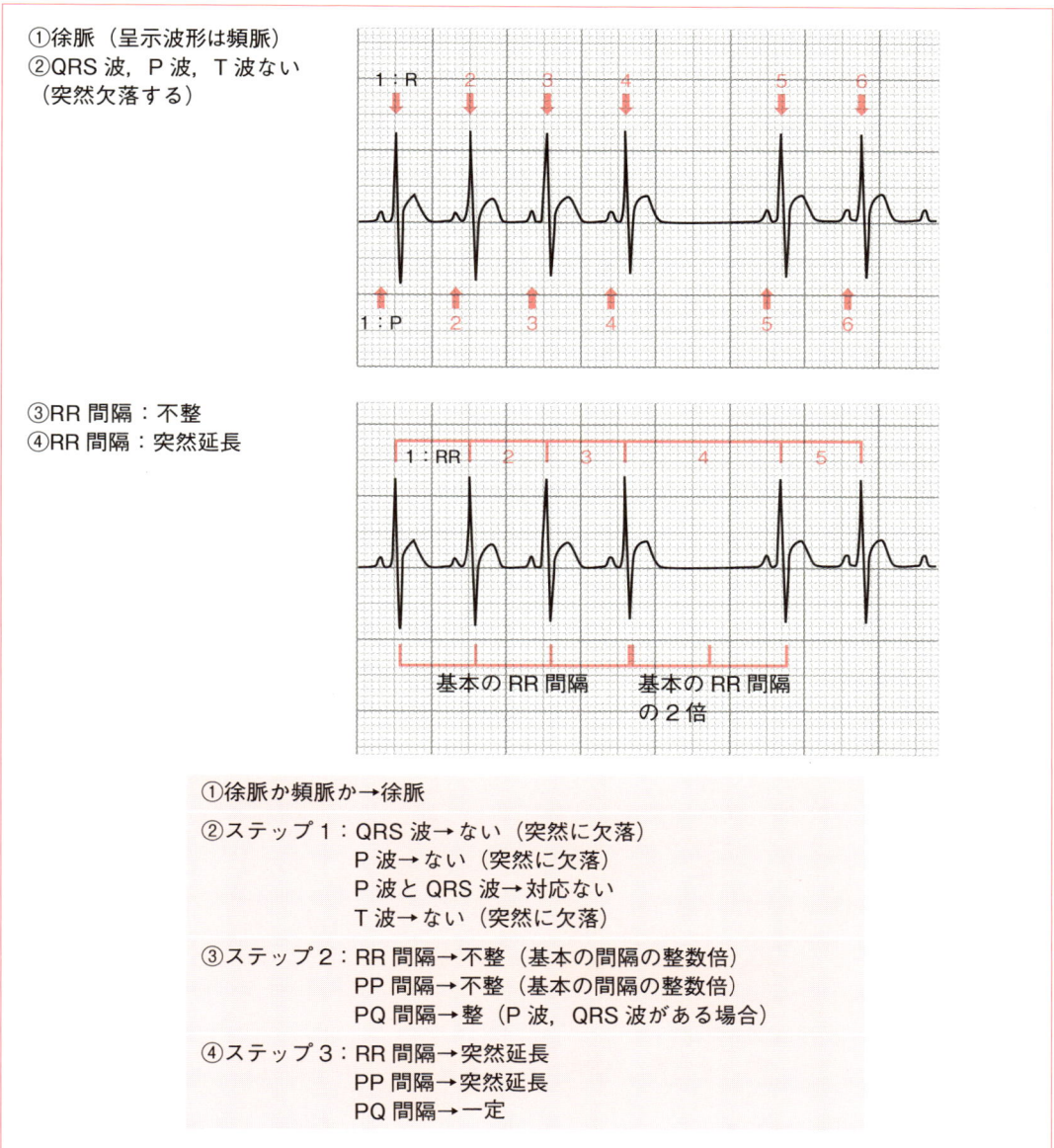

図22 II型：洞房ブロック

I. 心電図をみる

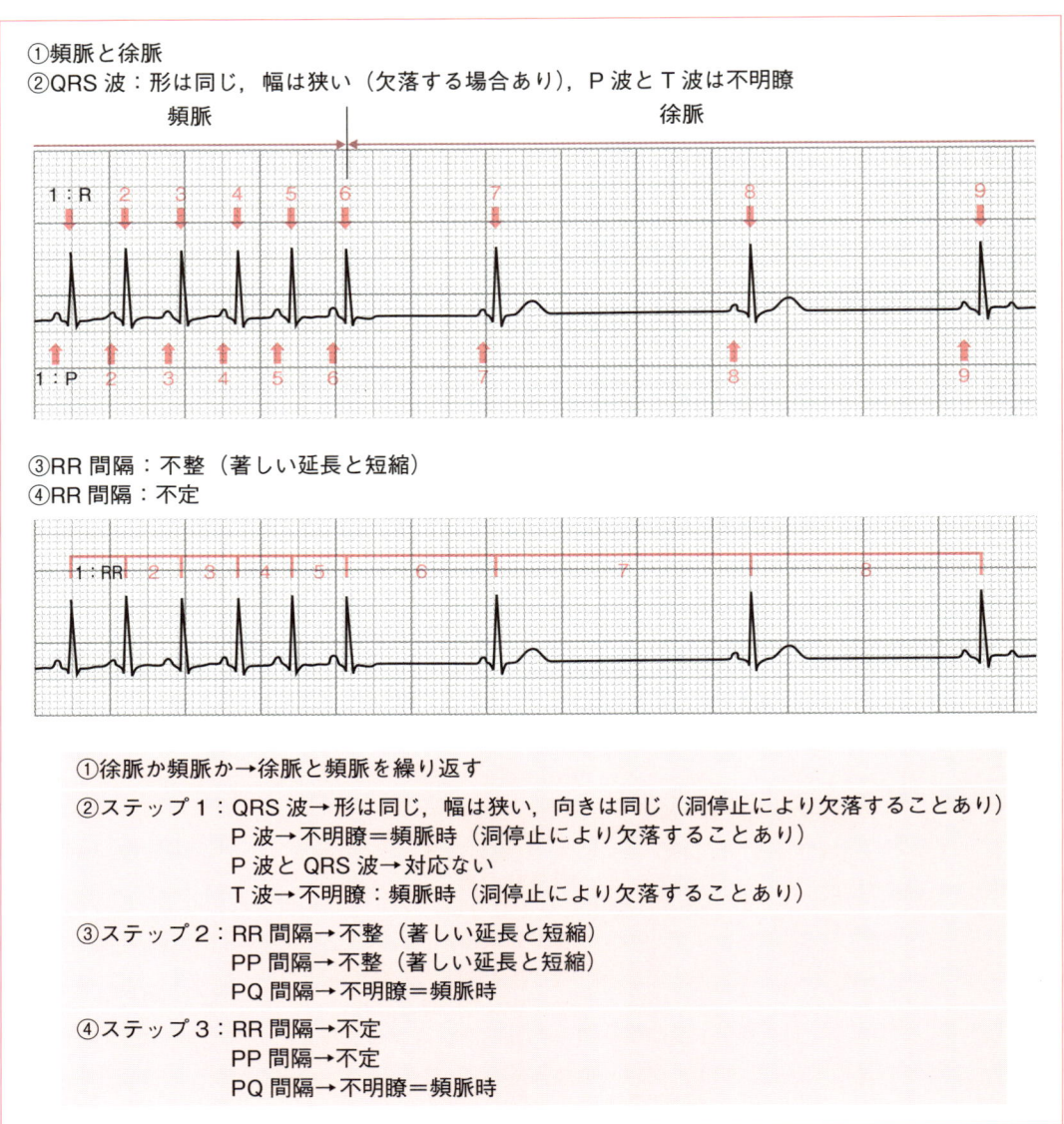

図23 Ⅲ型：徐脈頻脈症候群

11. 洞結節に関連するもの 4

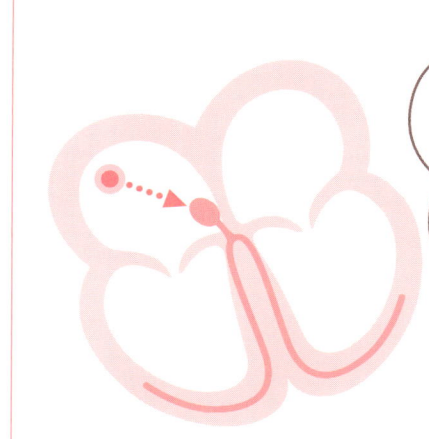

I型：洞結節の電気的興奮の発生頻度の低下
II型：洞結節からの電気的興奮が一時的に生じない状態
III型：心房細動などで洞結節以外の所での電気刺激が多く発生→この状態で頻拍発作が停止すると，洞結節がすぐに電気刺激を発生できない→頻拍後の洞停止の発生＝洞結節だけでなく心房筋の障害を伴っています

図24　洞不全症候群の発生機序

発生のしくみ（図24）

- 洞結節の慢性的な機能不全→洞結節からの刺激が生じたり生じなかったりする．

原因（図25）

- 高度の自律神経系の緊張や心疾患，薬剤の影響などでみられる．
  →明らかな基礎疾患のない高齢者にみられることがあり，特発性が最も多い．

自律神経系の影響	極度の不安や緊張などの自律神経系の不均衡から洞性徐脈を生じる
病的なもの	加齢や虚血，心筋炎などに伴う心疾患による洞結節そのものの機能障害，洞結節とその周辺の心房組織間の伝導障害，洞結節に影響を与える薬剤（β遮断薬やカルシウム拮抗薬など）

図25　洞不全症候群が起こる原因

症状

- 自覚症状は，心停止の時間や心拍数に大きく影響される．
- 短時間の心停止の場合→動悸や脈の結滞などの軽い症状
- 心停止の時間が長くなる．→一過性のめまいから失神，けいれんへと重篤な症状になっていく．
- 通常，心拍数が40回/分以下まで低下しても1回拍出量を増加させることで代償される．心拍数が35回/分までとなると，脳循環不全によるめまいや失神などのアダムス−ストークス症候群が起きやすくなる．

リハビリテーションスタッフの対応	① モニター波形の記録（P波の出現の有無，徐脈はどのくらいの休止期があるのかをチェック） ② 自覚症状の確認（徐脈の場合は，意識レベルやめまいを確認） ③ 血圧を中心としたバイタルチェック ④ 救急カートの準備，医師への連絡（症状の重症度により，人工心臓ペースメーカー植え込みの適応となることがある） ⑤ 必要に応じてほかの不整脈との鑑別（12誘導心電図を記録） ⑥ 原因疾患・使用中の薬物の影響の有無（薬剤の種類や投与量，投薬時間）をチェック ⑦ アダムス-ストークス症候群の既往の有無を把握

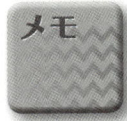

● 高度な徐脈や洞房ブロックにより心拍停止を生じるため，脳血流不全によるめまいや失神を起こすことがある．さらに，心臓や腎臓などの臓器への血流不全などを起こす．

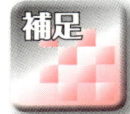

○ アダムス-ストークス症候群：心停止などの不整脈のために脳への血流が一時的に著しく減少するか，あるいはまったく停止し，その結果，意識障害発作などを繰り返す症候群である．原因の多くは，徐脈性不整脈を生じる洞不全症候群と房室ブロックに伴う極度の徐脈や心停止であるが，そのほかに心室頻拍や心室細動などの頻脈発作でも起こることがある．

○ 心停止時間が5秒前後であれば"めまい"の症状，10秒前後の場合は"失神"や"けいれん"が現れる．

12. 心房に関連するもの 1
―心房性期外収縮（premature atrial contraction：PAC）

①頻脈（徐脈の場合もあり）
②QRS波の形・向きは同じ，幅は狭い．P波は形が異なる，洞調律よりも早く出現，T波は形・向きは同じ

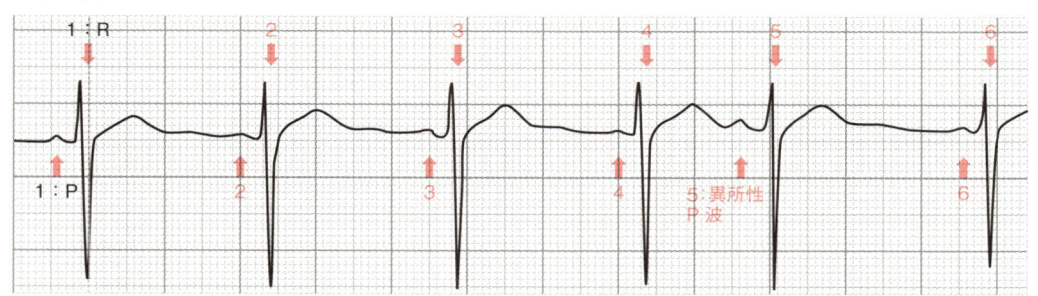

③RR間隔：不整
④RR間隔：突然に短縮

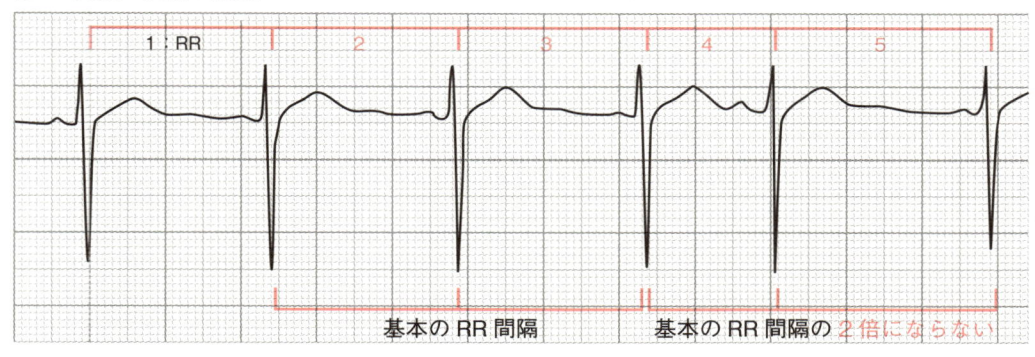

①徐脈か頻脈か→頻脈（徐脈の場合もあり）
②ステップ1：QRS波→形は同じ，幅は狭い，向きは同じ（ただし，QRS波を伴わない場合〈非伝導性：blocked PAC〉と，幅広いQRS波を伴う場合〈心室内変行伝導〉あり〈図27〉）
　　　　　　　P波→形は異なる（〈異所性P波：P'波〉，洞調律よりも早く出現〈P波はQRS波に先行することが多いが，QRS波中あるいは，後ろにみられるときもある〉）
　　　　　　　P波とQRS波→対応あり
　　　　　　　T波→形，向きは同じ（場合によってはT波の中にP波が隠れていたり，融合している）
③ステップ2：RR間隔→不整（基本のRR間隔の2倍にならない，非伝導性や心室内変行伝導を除く）
　　　　　　　PP間隔→不整（基本のPP間隔の2倍にならない，非伝導性や心室内変行伝導を除く）
　　　　　　　PQ間隔→ほぼ整（電気刺激の発生部位が房室結節に近いとPQ間隔が短くなる）
④ステップ3：RR間隔→不定
　　　　　　　PP間隔→不定
　　　　　　　PQ間隔→一定

図26　心房性期外収縮

I. 心電図をみる

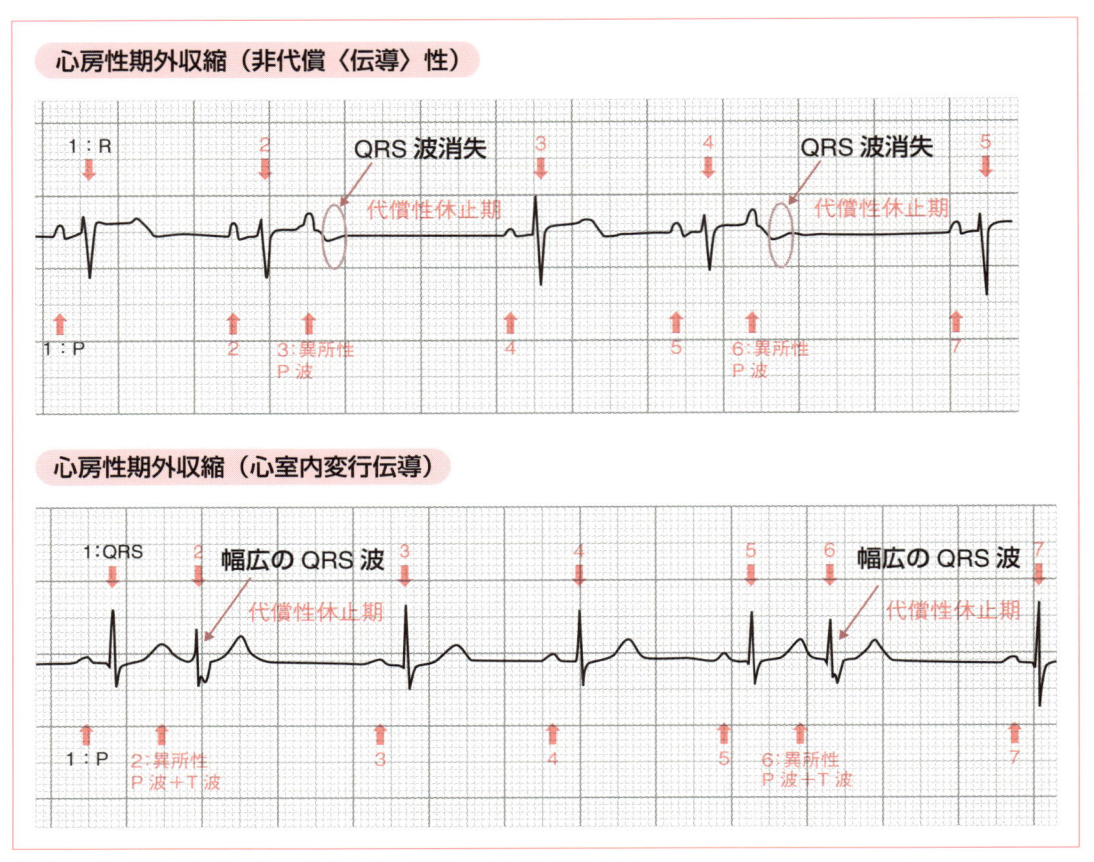

図27 非代償〈伝導〉性・心室内変行伝導の心房性期外収縮

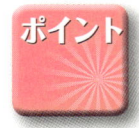

ポイント

- 洞結節で発生する正常で規則正しい拍動のほかに，心臓のどこかに異常刺激が発生して起こる．＝期外収縮
- 期外収縮は異常刺激（異所性刺激）が発生する部位により，以下の3つに分類される．
    ① 心房性期外収縮
    ② 房室接合部性期外収縮
    ③ 心室性期外収縮
    ①と②を総称して上室性期外収縮という．
- 心房性期外収縮＝電気刺激が洞結節以外の心房内から発生する（図26）．
    →洞結節以外の心房内から通常の周期よりも早い時期に電気刺激が出て，心房，心室の順に興奮が伝達する．

12. 心房に関連するもの 1

- 心房内から電気刺激が早期に発生

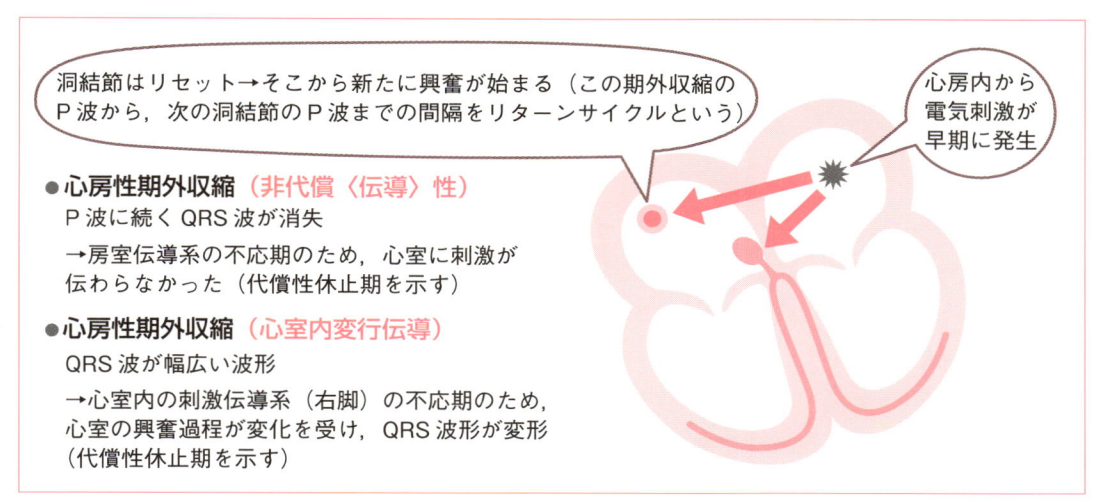

洞結節はリセット→そこから新たに興奮が始まる（この期外収縮のP波から，次の洞結節のP波までの間隔をリターンサイクルという）

- **心房性期外収縮**（非代償〈伝導〉性）
  P波に続くQRS波が消失
  →房室伝導系の不応期のため，心室に刺激が伝わらなかった（代償性休止期を示す）
- **心房性期外収縮**（心室内変行伝導）
  QRS波が幅広い波形
  →心室内の刺激伝導系（右脚）の不応期のため，心室の興奮過程が変化を受け，QRS波形が変形（代償性休止期を示す）

図28 心房性期外収縮の発生機序

基本

発生のしくみ（図28）
- 洞結節以外の心房内から早期に電気刺激→異所性刺激が原因

原因（図29）
- 高頻度に認められる不整脈→加齢などによる生理的なものや心疾患などの病的なものにより生じる．病的意義のない場合が多い．

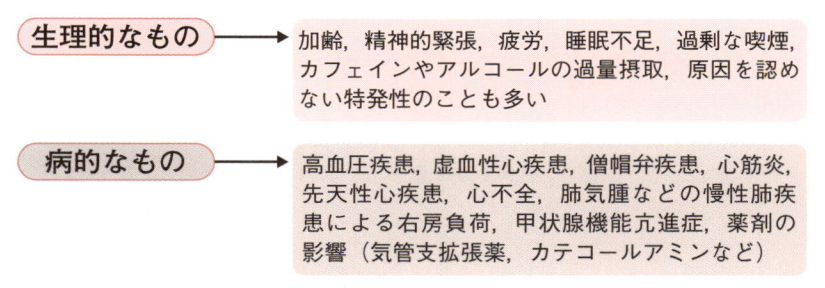

生理的なもの → 加齢，精神的緊張，疲労，睡眠不足，過剰な喫煙，カフェインやアルコールの過量摂取，原因を認めない特発性のことも多い

病的なもの → 高血圧疾患，虚血性心疾患，僧帽弁疾患，心筋炎，先天性心疾患，心不全，肺気腫などの慢性肺疾患による右房負荷，甲状腺機能亢進症，薬剤の影響（気管支拡張薬，カテコールアミンなど）

図29 心房性期外収縮が起こる原因

症状
- 多くは無症状．"ドキン"といった動悸や胸部不快感として自覚することがある．連続して発現すると，"ドキン，ドキン"といった表現となる．頻発する場合には自覚が少ない．

I. 心電図をみる

リハビリテーションスタッフの対応	① モニター波形の記録（特に新しく出現したときや頻度が増したとき） ② 自覚症状の確認（胸部不快感，動悸など） ③ 血圧を中心としたバイタルチェック（自覚症状を伴う場合には，医師に相談） ④ P波がはっきりしない場合は鑑別のため12誘導心電図を記録 ⑤ 喫煙，コーヒー，飲酒，精神的ストレスなどの誘因の有無 ⑥ 原因疾患・使用中の薬物の影響の有無（薬剤の種類や投与量，投薬時間）をチェック ⑦ 頻発する場合は心房内の病変や，心房細動の前触れとして発現することもあるので注意深い観察が必要 ⑧ 出現が少ない場合や基礎疾患のないものは，経過観察

メモ

● 心筋虚血（虚血性心疾患）で出現する可能性→運動時に頻発するときは注意が必要
上室性期外収縮が頻発する場合→心房細動に移行する危険が高い．
頻度が低い場合→心機能や全身への影響が少ない．

上室性と心室性をどう見分けるのか　　ワンポイント

　上室性は，興奮が房室結節よりヒス束，脚という刺激伝導系にのる（その際にできたQRS波は幅が狭い）．QRS波の幅が狭ければ，それは刺激伝導系を使って興奮が広がっていることになり，房室接合部を含めた上室性といえる．心室性は，興奮が刺激伝導系にのらずに心室内に広がるため，QRS波の幅が広くなる．ただし，QRS波の幅が広い場合であっても，上室性の場合があるので鑑別が必要である．

13. 心房に関連するもの 2
―発作性上室性頻拍（paroxysmal supraventricular tachycardia：PSVT）

①頻脈（150～250 回/分），洞調律から突然に頻拍
②QRS 波：形・向きは同じ，幅は狭い，P 波：不明瞭，T 波は形・向きはほぼ同じ

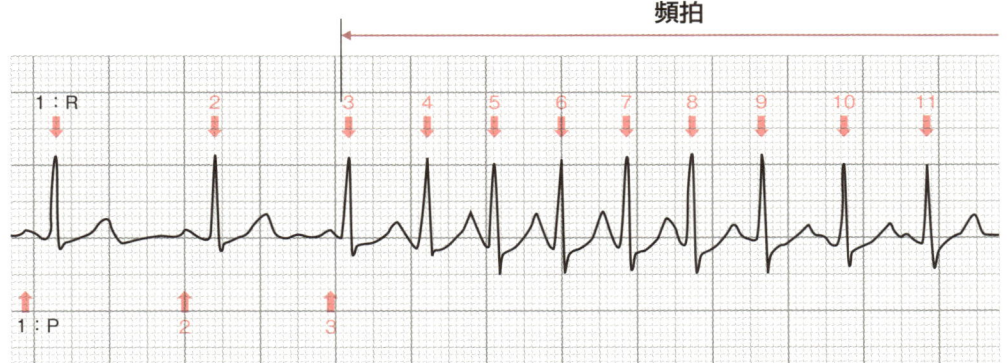

③RR 間隔：整（短縮）
④RR 間隔：一定

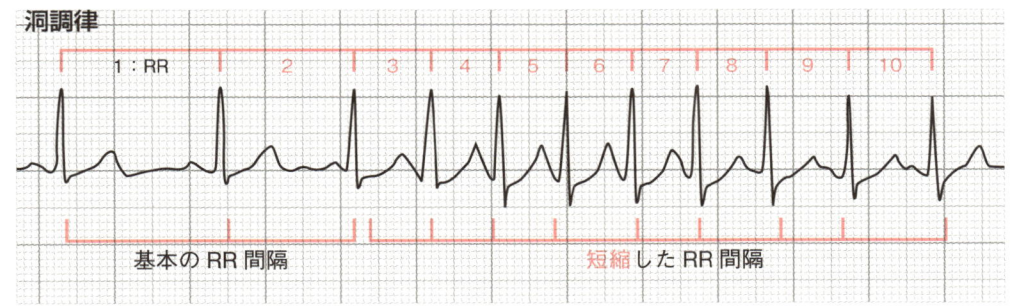

①徐脈か頻脈か→頻脈（150～250 回/分）

②ステップ1：QRS 波→形は同じ，幅は狭い，向きは同じ
　　　　　　P 波→形は異なる，不明瞭（陰性 P 波〈逆伝導性 P 波〉になったり，
　　　　　　　　QRS 波に隠れたりしてはっきりしない）
　　　　　　P 波と QRS 波→不明瞭
　　　　　　T 波→形，向きはほぼ同じ（P 波と重なる場合もあり）

③ステップ2：RR 間隔→整（多くは 0.3～0.4 秒）
　　　　　　PP 間隔→不明瞭
　　　　　　PQ 間隔→不明瞭

④ステップ3：RR 間隔→一定
　　　　　　PP 間隔→不明瞭
　　　　　　PQ 間隔→不明瞭

補足　房室結節リエントリー性頻拍→P 波と QRS 波がほぼ同時に発生し，P 波はほとんど見えない．RR 間隔は規則的．
　　　房室リエントリー性頻拍→QRS 波の前に陰性 P 波が見られる（見えないこともあり）．RR 間隔は規則的．

図 30　発作性上室性頻拍

I. 心電図をみる

房室結節リエントリー
心房と心室の興奮がほぼ同時に起こる

房室リエントリー
興奮が房室結節を介して，心室に刺激が伝わる

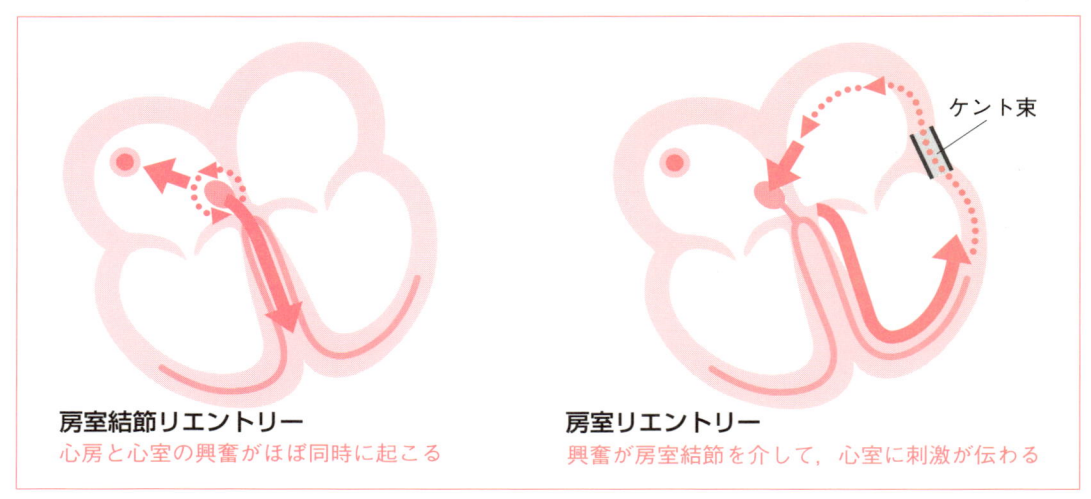

ケント束

図31　発作性上室性頻拍の発生機序

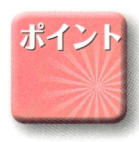

ポイント

- 心房などに発生源をもつ頻脈発作（図30）＝突然起こり（興奮旋回の開始），突然止まる（興奮旋回の停止）．
- 頻拍のタイプ（心臓のどこに原因があるのか）
  ① 房室結節の中にあるもの：房室結節リエントリー性頻拍
    →房室結節内を興奮が旋回する．頻度が高い．
  ② 心房と心室のあいだにあるもの：房室リエントリー性頻拍
    →心房と心室とのあいだに，通常の刺激伝導系のほかに，別の伝導路（副伝導路＝ケント束）をもつ．副伝導路を介して心房と心室内を興奮が旋回する．頻度が高い．
  ③ 洞結節にあるもの：洞結節リエントリー性頻拍
    →洞結節を含めて興奮が旋回する．まれな例．
  ④ 心房内にあるもの：心房内リエントリー性頻拍
    →洞結節以外の心房内で興奮が旋回する．
  ⑤ 心房内にあるもの：異所性心房頻拍
    →洞結節以外の心房から頻回の興奮が発生する．

基本

発生のしくみ（図31）
・興奮がクルクル回る回路→興奮旋回（リエントリー）が原因

原因（図32）
・心理的ストレスなどによって健康な人にも突然起こることや，特定の器質的疾患などにみられる．

症状
・頻拍発作中でも血行動態は安定→心拍数が極端に増加すると，血圧低下やめまい，意識消失が起こる．

13. 心房に関連するもの 2

> 生理的なもの → 健康でまったく伝導路に異常のない人にも起こる（心身的ストレス，過労，不眠，過度の飲酒，カフェインなどの刺激性飲料の摂取など）
>
> 病的なもの → WPW症候群，弁膜症，虚血性心疾患，甲状腺機能亢進症，高血圧性心疾患，薬剤の影響（アトロピンやイソプレナリン塩酸塩の投与によって誘発されることがある）

図32 発作性上室性頻拍が起こる原因

・発作時は，急にドキドキしたなどの"動悸"が最も多く，"胸部不快感"，"胸痛""脱力感"などの訴えがある．

| リハビリテーションスタッフの対応 | ① モニター波形の記録（P波とQRS波の関係を明らかにする）
② 自覚症状の確認（意識レベルやめまいを確認）
③ 血圧を中心としたバイタルチェック
④ 救急カートの準備，医師への連絡（症状の重症度により，人工心臓ペースメーカー植込みの適応となることがある）
⑤ 患者自身にあった停止方法（深呼吸，飲水，咽頭刺激など）を試みる．
⑥ ほかの不整脈との鑑別のため必ず12誘導心電図を記録
⑦ 原因疾患・使用中の薬物の影響の有無（薬剤の種類や投与量，投薬時間）をチェック
⑧ 持続する場合はATPや抗不整脈薬の薬剤投与，それでも停止しない場合には電気的除細動が必要 |

メモ
●頻拍によりRR間隔が短くなる→冠循環が障害されたり，心筋の酸素消費量が増大することにより心筋虚血を引き起こしやすくなる．
・頻拍により心房の圧が上昇→心房壁の伸展により受容体が働き，抗利尿ホルモンの分泌が抑制→約20〜50％で多尿を伴う．

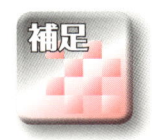

補足
○WPW症候群：正常な刺激伝導系以外に副伝導路をもつ，先天性の異常（約1,000人に1人の割合）．心電図上は，①デルタ波（P波の直後に現れる特有の波形），②PQ間隔短縮（0.12秒以内），③幅の広いQRS波（0.12秒以上）が特徴となる．ST-Tの変化が強く，虚血によるST-T変化の判定は困難→運動中は，血圧や自覚症状などに十分注意する．

ワンポイント
頻拍が持続している状態では，以下のように定義する．
心拍数　100〜250回/分："頻拍"
　　　　250〜350回/分："粗動"
　　　　350回/分以上："細動"

I. 心電図をみる

14. 心房に関連するもの 3
―心房細動（atrial fibrillation：Af）

① 頻脈（120〜200 回/分）
② QRS 波は不規則に出現，P 波は欠如，基線は細かく揺れている（細動波：f 波）

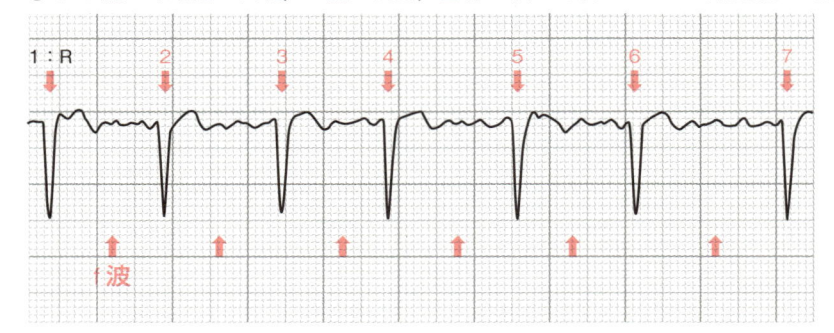

f 波

③ RR 間隔：不整（不規則で短縮）
④ RR 間隔：不定

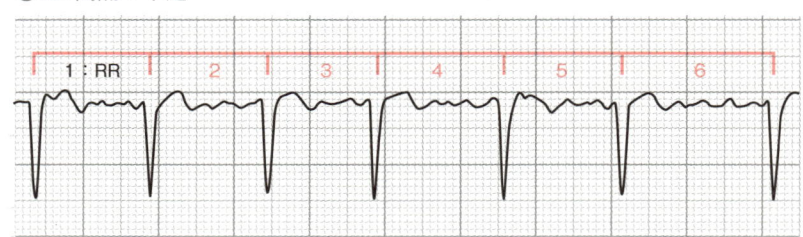

① 徐脈か頻脈か→頻脈（120〜200 回/分）
② ステップ 1：QRS 波→形は同じ，幅は狭い，向きは同じ
　　　　　　　 P 波→ない
　　　　　　　 P 波と QRS 波→対応ない
　　　　　　　 T 波→不明瞭，さまざま
　　　　　　　 基線→細かく揺れている＝鋸歯状の振れ（細動波：f 波）
③ ステップ 2：RR 間隔→不整（短縮）
　　　　　　　 PP 間隔→不明瞭
　　　　　　　 PQ 間隔→不明瞭
④ ステップ 3：RR 間隔→不定
　　　　　　　 PP 間隔→不明瞭
　　　　　　　 PQ 間隔→不明瞭

補足：持続期間による分類（発作性，慢性，持続性）
→発作性：発症から 48 時間以内に自然停止するもの
　慢　性：1 か月を超えるもの
　持続性：慢性のあいだに薬剤などによって停止するもの

図 33　心房細動

14. 心房に関連するもの 3

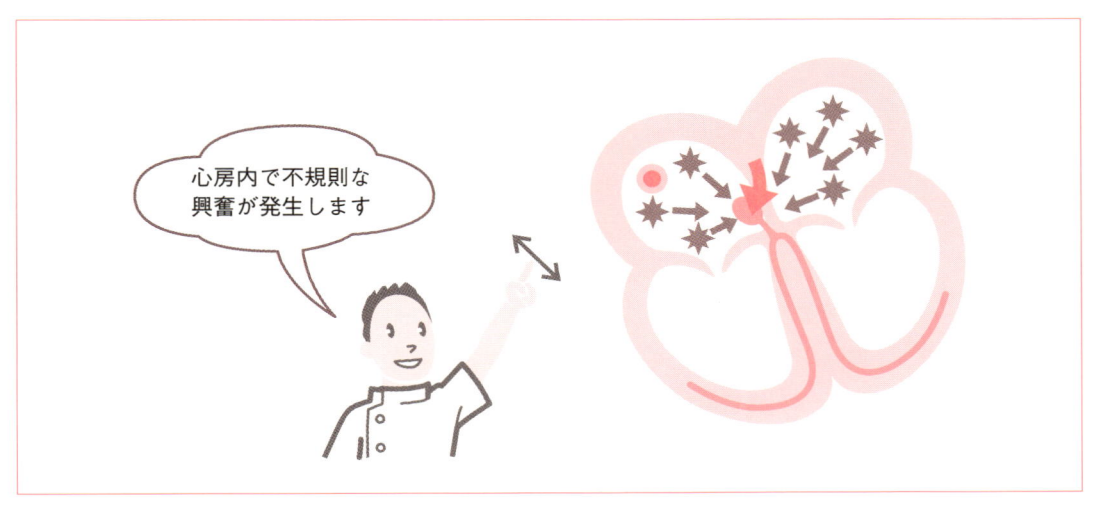

図34 心房細動

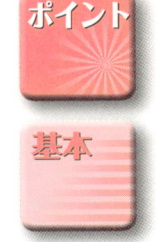

ポイント

- ●心房のあちこちで不規則に興奮＝心房の興奮が一定の秩序を失った状態
  - →洞結節は休んでしまいP波は発生しない．
  - →不規則な興奮は心電図上基線の揺れとして現れる（図33）．

基本

発生のしくみ（図34）

・不規則に発生する心房の興奮→房室結節では，心房のあらゆる所から集まってきた興奮の多くを心室に通過させる→必然的に頻拍となる．

原因（図35）

・原因不明が多い→甲状腺機能亢進症や僧帽弁疾患などの病的なものがある．

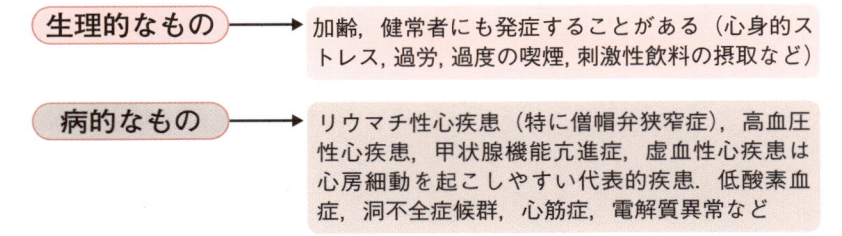

生理的なもの → 加齢，健常者にも発症することがある（心身的ストレス，過労，過度の喫煙，刺激性飲料の摂取など）

病的なもの → リウマチ性心疾患（特に僧帽弁狭窄症），高血圧性心疾患，甲状腺機能亢進症，虚血性心疾患は心房細動を起こしやすい代表的疾患．低酸素血症，洞不全症候群，心筋症，電解質異常など

図35 心房細動が起こる原因

症状

・出現時には，動悸，胸部不快，胸痛，めまい，倦怠感などを感じることが多い．慢性では，動悸などの症状を自覚しない人が多い．

| リハビリ
テーション
スタッフの
対応	① 自覚症状の確認（動悸やめまいなどを確認．どのような状況で出現したかも確認） ② モニター波形の記録（新たに出現をしたときや持続時間），ほかの不整脈との鑑別のため12誘導心電図を記録 ③ 血圧を中心としたバイタルチェック ④ 原因疾患・使用中の薬物の影響の有無（薬剤の種類や投与量，投薬時間）をチェック ⑤ 慢性で変化がないものは経過観察（頻脈性か徐脈性かに注意．脈拍コントロールと抗凝固療法）

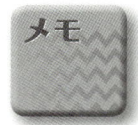

メモ

● 心房細動の発生→心室の収縮に先行する正常な心房の収縮が消失する．そのため，心拍出量が20〜25％減少．負荷中に出現→直ちに中止，安静にする．

● 持続性→心房内の異常血流により左心房内に血栓を形成している可能性があり，塞栓症の危険がある．

15. 心房に関連するもの 4
—心房粗動（atrial flutter：AF）

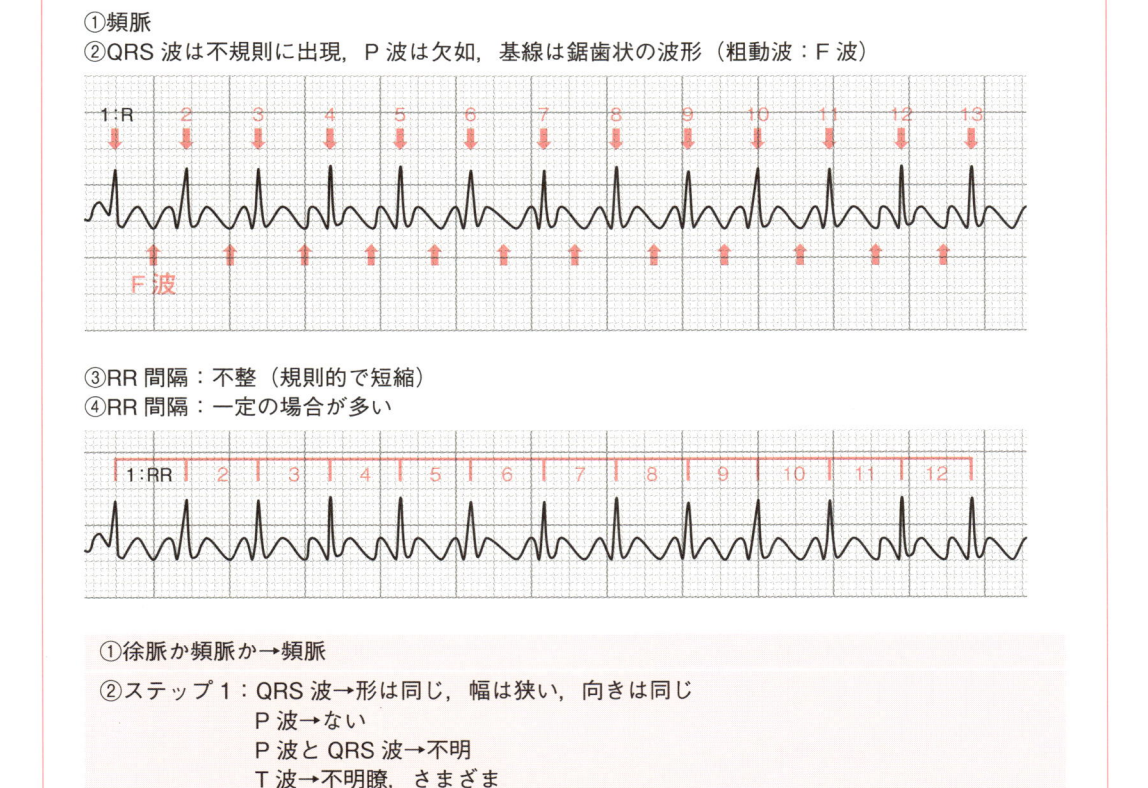

①頻脈
②QRS 波は不規則に出現，P 波は欠如，基線は鋸歯状の波形（粗動波：F 波）

③RR 間隔：不整（規則的で短縮）
④RR 間隔：一定の場合が多い

①徐脈か頻脈か→頻脈
②ステップ 1：QRS 波→形は同じ，幅は狭い，向きは同じ
　　　　　　　P 波→ない
　　　　　　　P 波と QRS 波→不明
　　　　　　　T 波→不明瞭，さまざま
　　　　　　　基線→のこぎり状の波形＝鋸歯状の振れ（粗動波：F 波，特に II, III 誘導で観察されやすい）
③ステップ 2：RR 間隔→不整（短縮）
　　　　　　　PP 間隔→不明
　　　　　　　PQ 間隔→不明
④ステップ 3：RR 間隔→一定
　　　　　　　PP 間隔→不明
　　　　　　　PQ 間隔→不明

補足：伝導比の種類
2：1 伝導の心房粗動：2 つの F 波に対して 1 つの QRS 波が出現する．
3：1 伝導の心房粗動：3 つの F 波に対して 1 つの QRS 波が出現する．
同様に"4：1 伝導の心房粗動"などと称し，それらの比を伝導比という．もし，F 波 1 個に QRS 波が 1 個"1：1 伝導の心房粗動"になると，心拍数が 270 回/分という高度の頻脈となる．

図 36　心房粗動

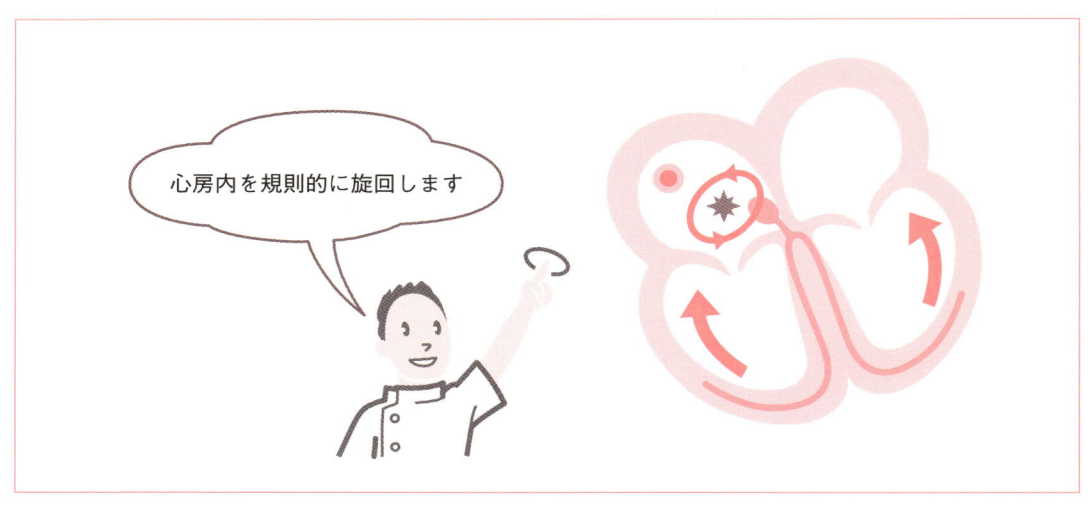

図37　心房粗動

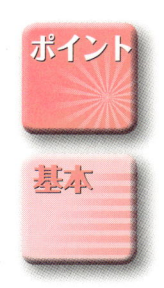

ポイント
- 心房内の1カ所で興奮が発生＝250〜350回/分の頻度
  →心房興奮の何回かに1回が，心室に伝わる（図36）．

基本

発生のしくみ（図37）
- 興奮がグルグル回る回路→比較的大きな興奮旋回（リエントリー）が原因

原因（図38）
- ほとんどが基礎疾患をもっている．→虚血性心疾患などであるが，抗不整脈薬の投与中に発現することもある．

健常者には，ほとんど生じることがない

病的なもの → 心臓手術後，虚血性心疾患や心筋症などの基礎的心疾患，ジギタリス中毒やカテコールアミン過剰投与，心房細動の治療として用いるI群抗不整脈薬の投与（Ic粗動）など

図38　心房粗動が起こる原因

症状
- 発作的に起こるのがほとんど→心拍数が顕著に増し，動悸や胸部不快感，息切れ，全身倦怠感，めまいなどを自覚する．
- "2：1伝導"や"1：1伝導"になると症状が増強するとともに，心不全などを合併する（緊急度が高い）．
- "4：1伝導"では，心拍数が70〜90回/分程度で自覚症状も運動時の心悸亢進程度となる．

15. 心房に関連するもの 4

| リハビリ
テーション
スタッフの
対応 | ① モニター波形の記録（新たに出現したとき）
② 自覚症状の確認（動悸や息切れ，めまいなどを確認）
③ 血圧を中心としたバイタルチェック，医師への連絡（1：1 伝導や血圧低下を伴う場合は，電気的除細動の適応）
④ ほかの不整脈との鑑別のため 12 誘導心電図を記録
⑤ 原因疾患・使用中の薬物の影響の有無（薬剤の種類や投与量，投薬時間）をチェック
⑥ 慢性で変化がないものは経過観察（根治治療としては，カテーテル・アブレーション） |

波形を観察して F 波がよくわからない場合は？ ワンポイント

① 記録速度を 50 mm/分にして V_1 誘導で P 波を確認する．
② 次に数を確認する（F 波であれば 250〜350，発作性上室性頻拍などの場合は 150〜250 くらいになる）
③ QRS 波の出現間隔が規則的で，2：1 など決まった間隔であれば F 波と考える．

I. 心電図をみる

16. 房室結節に関連するもの 1
―房室接合部性期外収縮（atrioventricular junctional premature contraction）

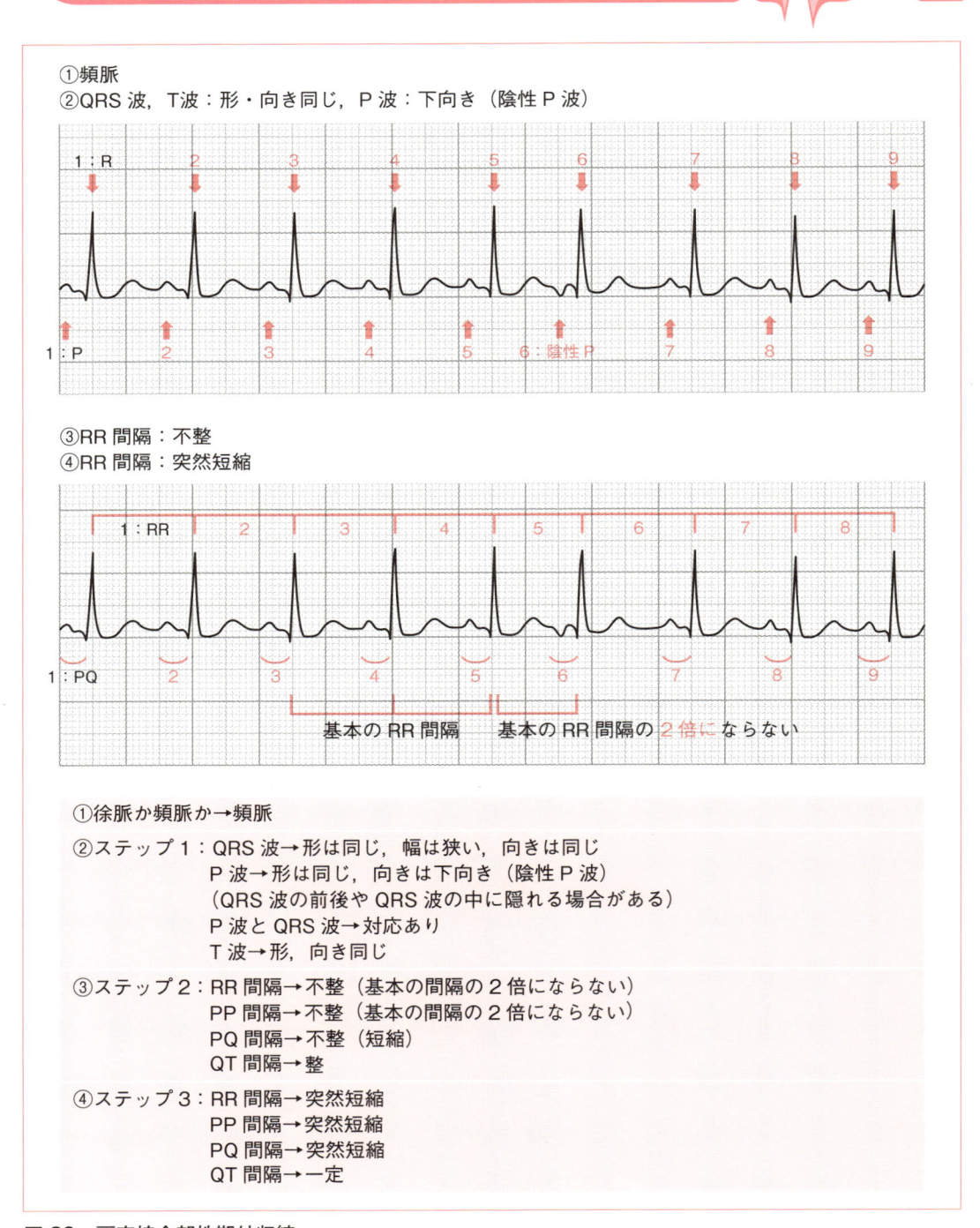

① 頻脈
② QRS波，T波：形・向き同じ，P波：下向き（陰性P波）

1：R　2　3　4　5　6　7　8　9
1：P　2　3　4　5　6：陰性P　7　8　9

③ RR間隔：不整
④ RR間隔：突然短縮

1：RR　2　3　4　5　6　7　8
1：PQ　2　3　4　5　6　7　8　9

基本のRR間隔　基本のRR間隔の2倍にならない

① 徐脈か頻脈か→頻脈
② ステップ1：QRS波→形は同じ，幅は狭い，向きは同じ
　　　　　　　P波→形は同じ，向きは下向き（陰性P波）
　　　　　　　（QRS波の前後やQRS波の中に隠れる場合がある）
　　　　　　　P波とQRS波→対応あり
　　　　　　　T波→形，向き同じ
③ ステップ2：RR間隔→不整（基本の間隔の2倍にならない）
　　　　　　　PP間隔→不整（基本の間隔の2倍にならない）
　　　　　　　PQ間隔→不整（短縮）
　　　　　　　QT間隔→整
④ ステップ3：RR間隔→突然短縮
　　　　　　　PP間隔→突然短縮
　　　　　　　PQ間隔→突然短縮
　　　　　　　QT間隔→一定

図39　房室接合部性期外収縮

16. 房室結節に関連するもの 1

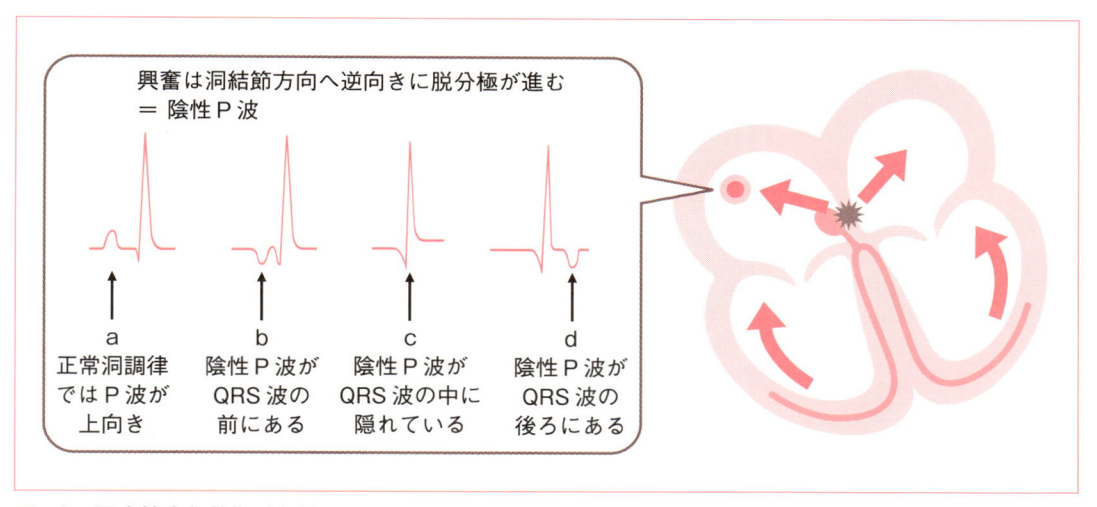

興奮は洞結節方向へ逆向きに脱分極が進む
＝陰性P波

a 正常洞調律ではP波が上向き
b 陰性P波がQRS波の前にある
c 陰性P波がQRS波の中に隠れている
d 陰性P波がQRS波の後ろにある

図40　房室接合部性期外収縮の発生機序

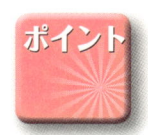

ポイント
- 期外収縮＝電気刺激が房室結節を含む房室接合部から発生する（図39）．
  →洞結節以外の房室接合部から通常の周期よりも早い時期に電気刺激が出て，心房，心室に興奮が伝達
- 心房性期外収縮と房室接合部性期外収縮では，波形がきわめてよく似ていることで鑑別が難しい．
  →上室性期外収縮として総称

基本

発生のしくみ（図40）
・房室結節を含む房室接合部から早期に電気刺激→異所性刺激が原因

原因
・心疾患（心筋虚血や心筋梗塞）や薬物の影響（迷走神経の緊張を高めるジギタリスなど）により生じる．
  →基礎疾患の認められない場合も少なくない．

症状，リハビリテーションスタッフの対応
  →心房性期外収縮を参照（p.31）

I. 心電図をみる

17. 房室結節に関連するもの 2
―房室ブロック（atrioventricular block：AV block）

房室ブロック

Ⅰ度： 心房から心室への伝導時間が遅延した状態

Ⅱ度：
時々，心房から心室への刺激が中断してしまう状態
・ウェンケバッハ型（モビッツⅠ型ともいう）
　心房と心室間の伝導時間が徐々に延長し，QRS波が脱落
・モビッツ型（モビッツⅡ型ともいう）
　突然に伝導が途絶え，再び元に戻り，これを繰り返す

高度： Ⅱ度のうち，房室伝導比が 2：1（2回の心房興奮のうち1回が心室に伝わる）より低い場合

Ⅲ度： 心房と心室への伝導が完全に途絶え，それぞれが各自のリズムで興奮している状態

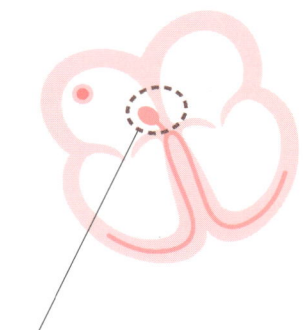

この部分の障害によって引き起こされる

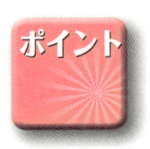

図41　房室ブロック

ポイント
- 房室ブロックは洞結節からの刺激が房室結節の部分で伝導障害
  → 刺激の伝わり方が遅れたり，途絶えたりする状態（図41）

18. 房室結節に関連するもの 3
―Ⅰ度房室ブロック（first degree AV block：I°AVB）

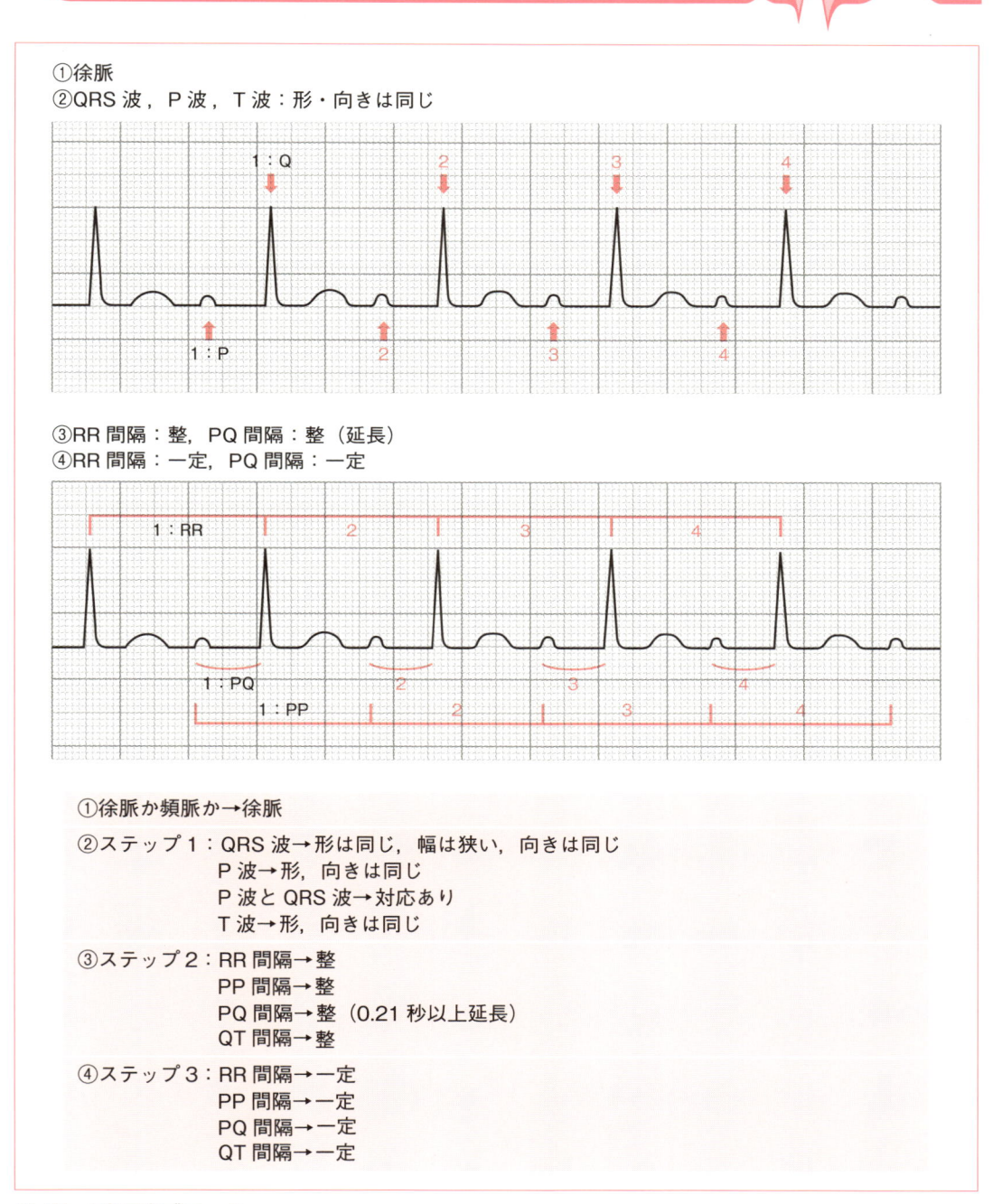

①徐脈
②QRS波，P波，T波：形・向きは同じ

③RR間隔：整，PQ間隔：整（延長）
④RR間隔：一定，PQ間隔：一定

①徐脈か頻脈か→徐脈
②ステップ1：QRS波→形は同じ，幅は狭い，向きは同じ
　　　　　　P波→形，向きは同じ
　　　　　　P波とQRS波→対応あり
　　　　　　T波→形，向きは同じ
③ステップ2：RR間隔→整
　　　　　　PP間隔→整
　　　　　　PQ間隔→整（0.21秒以上延長）
　　　　　　QT間隔→整
④ステップ3：RR間隔→一定
　　　　　　PP間隔→一定
　　　　　　PQ間隔→一定
　　　　　　QT間隔→一定

図42　Ⅰ度房室ブロック

I. 心電図をみる

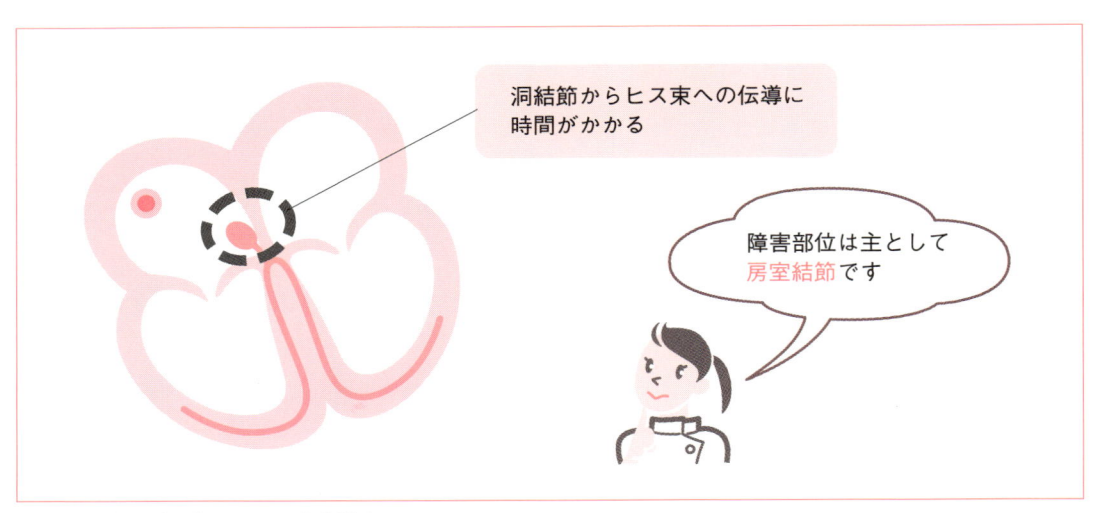

図43 I度房室ブロックの発生機序

(吹き出し) 洞結節からヒス束への伝導に時間がかかる

(吹き出し) 障害部位は主として房室結節です

基本

発生のしくみ（図43）
・心房から心室への伝導経路の異常により発生→房室結節の伝導遅延

原因（図44）
・迷走神経の緊張や薬剤の影響により生じる．→加齢やスポーツ選手でもみられる．

生理的なもの → 加齢，迷走神経の緊張，スポーツ選手など

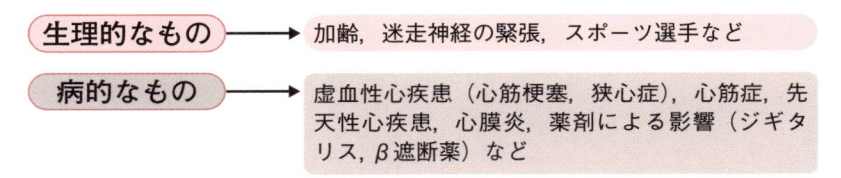

病的なもの → 虚血性心疾患（心筋梗塞，狭心症），心筋症，先天性心疾患，心膜炎，薬剤による影響（ジギタリス，β遮断薬）など

図44 I度房室ブロックが起こる原因

症状
・多くは無症状．失神などの自覚症状がない場合は経過観察．

18. 房室結節に関連するもの 3

リハビリテーションスタッフの対応	① モニター波形の記録（もともとⅠ度房室ブロックがあった場合には，PQ間隔が延長していないかを確認） ② 自覚症状の確認（動悸やめまいなどを確認） ③ PQ間隔の延長なしの場合→特に対応なし（慢性的な経過の状態） ④ PQ間隔の延長ありの場合（あるいはQRSが広い場合）→血圧を中心としたバイタルチェック，医師への連絡 ⑤ QRSが広い場合→より重度の房室ブロックに移行する可能性あり ⑥ ほかの不整脈との鑑別のため12誘導心電図を記録 ⑦ 原因疾患・使用中の薬物の影響の有無（薬剤の種類や投与量，投薬時間）をチェック
メモ	●運動負荷により，PQ間隔の延長，あるいはⅡ度房室ブロックの出現がない→特に大きな問題とならない．

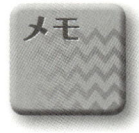

19. 房室結節に関連するもの 4
― Ⅱ度房室ブロック（second degree AV block〔Wenckebach type〕：Ⅱ°AVB）

①徐脈
②QRS 波，P 波，T 波：形・向きは同じ，P 波とQRS 波：対応なし（QRS 波脱落）

③RR 間隔：不整（延長），PQ 間隔：不整（延長）
④RR 間隔：周期性変化（延長），PQ 間隔：周期性変化（延長）

①徐脈か頻脈か→徐脈
②ステップ 1：QRS 波→形は同じ，幅は狭い，向きは同じ
　　　　　　　P 波→形，向きは同じ
　　　　　　　P 波とQRS 波→対応なし（P 波のほうがQRS 波よりも数が多い，QRS 波脱落）
　　　　　　　T 波→形，向きは同じ
③ステップ 2：RR 間隔→不整（延長）
　　　　　　　PP 間隔→整
　　　　　　　PQ 間隔→不整（徐々に延長，QRS 波脱落直後は回復）
　　　　　　　QT 間隔→整
④ステップ 3：RR 間隔→突然延長
　　　　　　　PP 間隔→一定
　　　　　　　PQ 間隔→周期性変化
　　　　　　　QT 間隔→一定

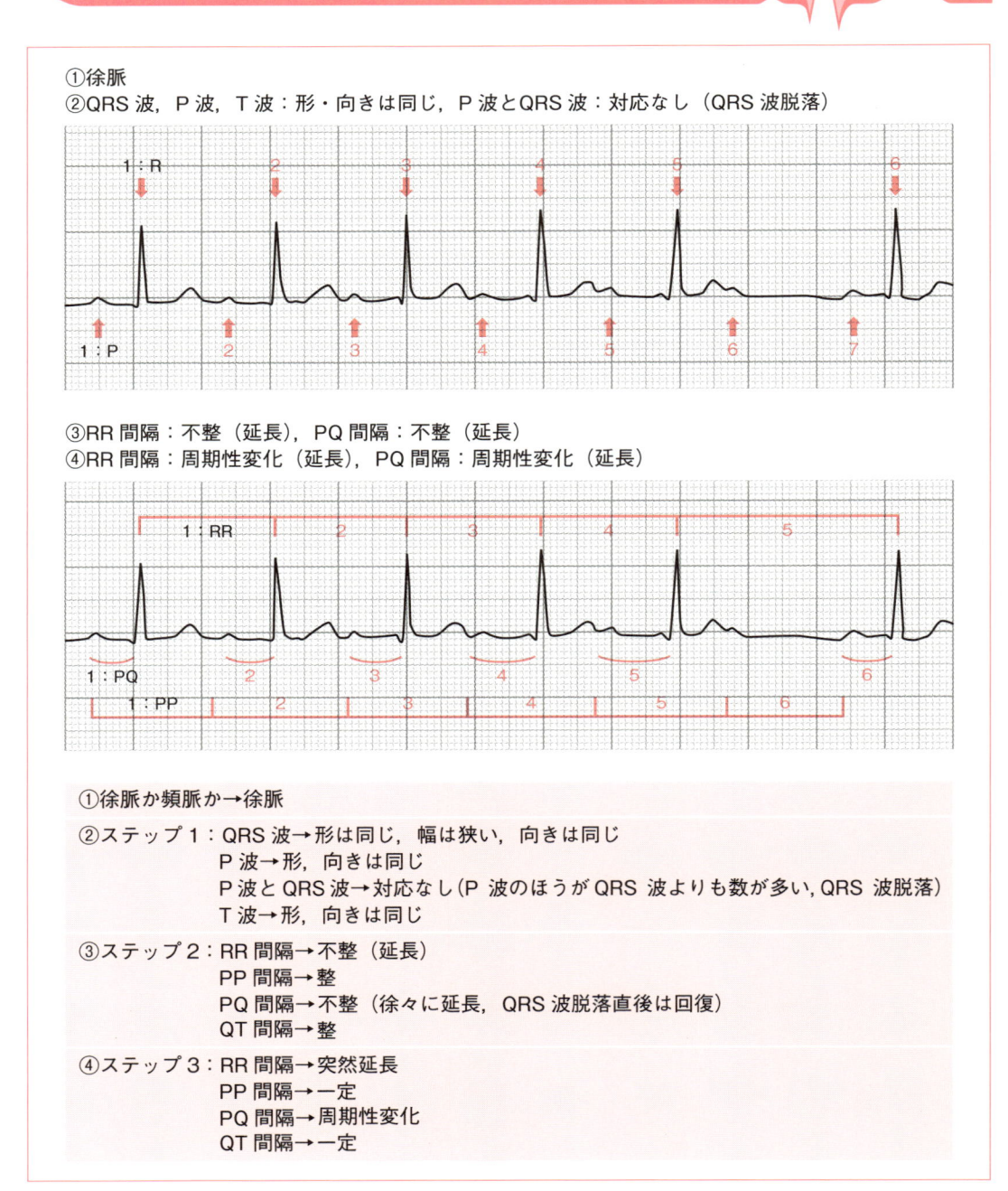

図45　Ⅱ度房室ブロック（ウェンケバッハ型）

19. 房室結節に関連するもの 4

洞結節から心室に伝える時間が延長する

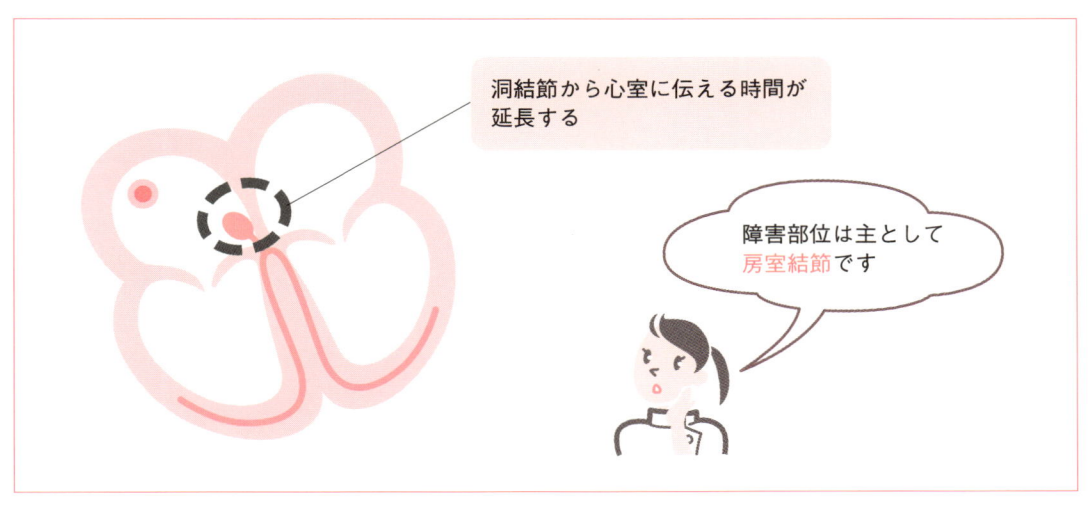

障害部位は主として房室結節です

図46 Ⅱ度房室ブロック（ウェンケバッハ型）の発生機序

基本

発生のしくみ（図46）
・房室間の伝導経路の異常により発生→房室結節の伝導遅延

原因（図47）
・迷走神経の緊張や薬剤の影響により生じる．→加齢やスポーツ選手でもみられる．

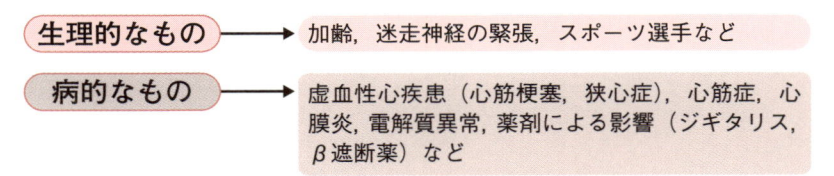

| 生理的なもの | → | 加齢，迷走神経の緊張，スポーツ選手など |
| 病的なもの | → | 虚血性心疾患（心筋梗塞，狭心症），心筋症，心膜炎，電解質異常，薬剤による影響（ジギタリス，β遮断薬）など |

図47 Ⅱ度房室ブロック（ウェンケバッハ型）が起こる原因

症状
・QRS波の脱落が1拍だけ→軽い動悸だけで大半が無症状．
・頻回の脱落
→心機能の低下を招き，全身倦怠感や息切れ，めまいなどの症状．
　アダムス-ストークス症候群が起きることは，ほとんどない．

リハビリテーションスタッフの対応	① モニター波形の記録 ② 自覚症状の確認（動悸やめまいなどを確認） ③ 血圧を中心としたバイタルチェック，医師への連絡 ④ ほかの不整脈（モビッツ型やⅢ度房室ブロックなど）との鑑別のため12誘導心電図を記録 ⑤ 原因疾患・使用中の薬物の影響の有無（薬剤の種類や投与量，投薬時間）をチェック ⑥ 症状がないものは経過観察（虚血性心疾患などの疾患やめまいなどの自覚症状がみられる場合には，電気生理学的検査が必要） ⑦ 急性心筋梗塞などの急性疾患に合併している場合→モビッツ型やⅢ度房室ブロックへの移行の危険（一時的ペースメーカーの適応）

20. 房室結節に関連するもの 5
―Ⅱ度房室ブロック（second degree AV block〔Mobitz type〕：Ⅱ°AVB）

①徐脈
②QRS 波，P 波，T 波：形・向きは同じ，P 波と QRS 波：対応ない（QRS 波脱落）

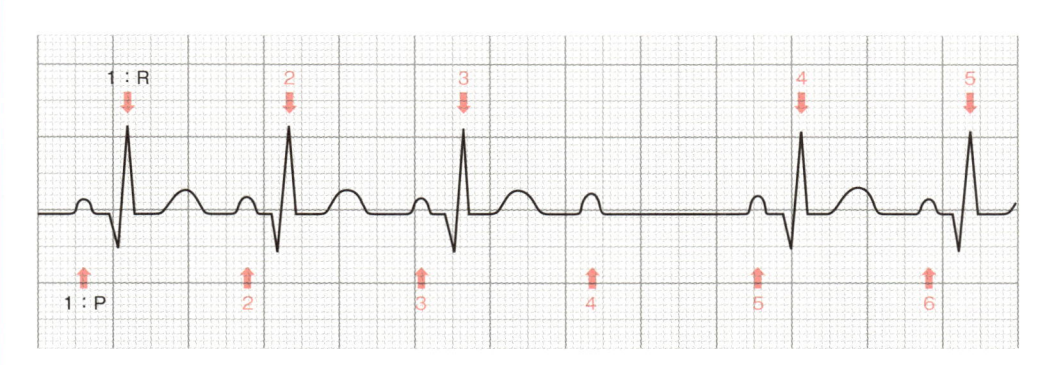

③RR 間隔：不整（延長）
④RR 間隔：突然延長，PP 間隔：一定

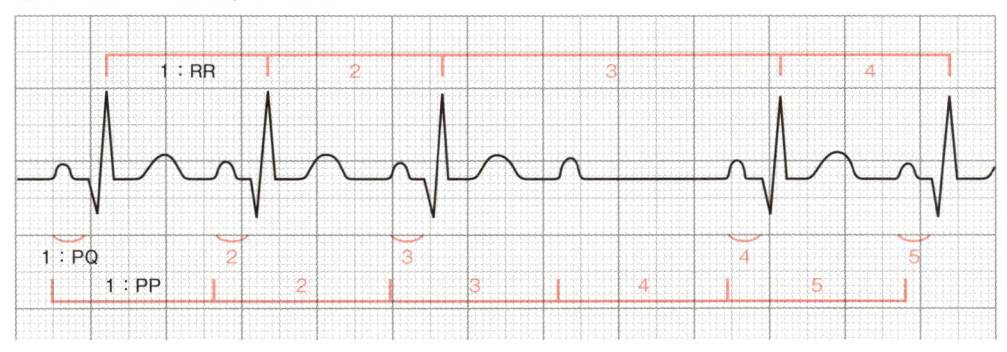

① 徐脈か頻脈か→徐脈
② ステップ1：QRS 波→形は同じ，幅は狭い，向きは同じ
　　　　　　　P 波→形，向きは同じ
　　　　　　　P 波と QRS 波→対応なし（突然 P 波の後に QRS 波が脱落）
　　　　　　　T 波→形，向きは同じ
③ ステップ2：RR 間隔→不整（延長）
　　　　　　　PP 間隔→整
　　　　　　　PQ 間隔→不整（QRS 波の脱落があるとき）
　　　　　　　QT 間隔→不整（QRS 波の脱落があるとき）
④ ステップ3：RR 間隔→突然延長
　　　　　　　PP 間隔→一定
　　　　　　　PQ 間隔→不整（QRS 波の脱落があるとき）
　　　　　　　QT 間隔→不整（QRS 波の脱落があるとき）

図48　Ⅱ度房室ブロック（モビッツ型）

I. 心電図をみる

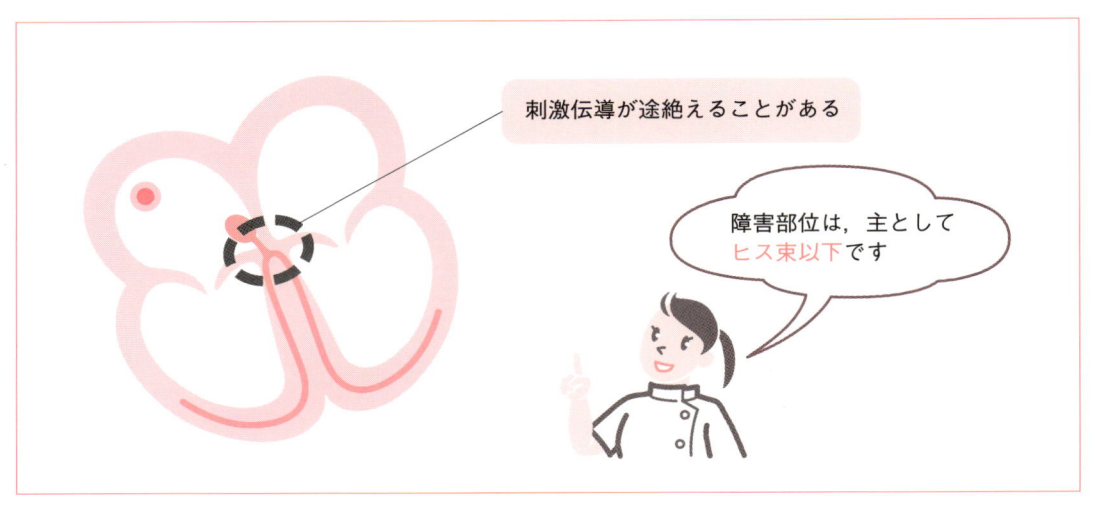

図49 Ⅱ度房室ブロック（モビッツ型）の発生機序

基本

発生のしくみ（図49）
・房室間の伝導経路の異常により発生→ヒス束以下の伝導遅延

原因（図50）
・器質的な心疾患を伴った状態→ほとんどの原因

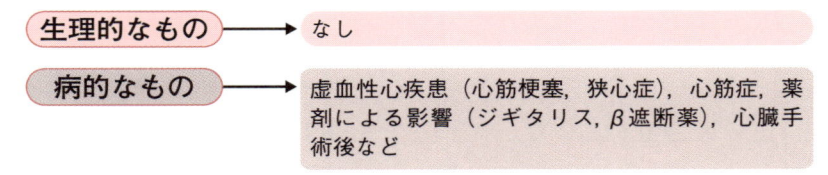

生理的なもの	なし
病的なもの	虚血性心疾患（心筋梗塞, 狭心症）, 心筋症, 薬剤による影響（ジギタリス, β遮断薬）, 心臓手術後など

図50 Ⅱ度房室ブロック（モビッツ型）が起こる原因

症状
・アダムス-ストークス症候群が起きる可能性が高い.

| リハビリ
テーション
スタッフの
対応	① モニター波形の記録 ② 血圧を中心としたバイタルチェック，医師への連絡→心停止を生じる危険性（いつでも蘇生できる準備） ③ 自覚症状の確認（めまいや意識レベルなどを確認） ④ 救急カートと除細動器の準備（緊急性が高い場合には，体外式ペースメーカーの適応） ⑤ ほかの不整脈（Ⅲ度房室ブロックなど）との鑑別のため12誘導心電図を記録 ⑥ 原因疾患・使用中の薬物の影響の有無（薬剤の種類や投与量，投薬時間）をチェック ⑦ 心拍数が保たれていて自覚症状がない→何らかの対処（薬剤など）が必要

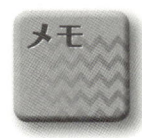

メモ

● Ⅱ度とⅢ度房室ブロックは，急性心筋梗塞（下壁梗塞）に合併
　→一過性のことが多く一時的体外式ペースメーカーを行うが，持続するときには心臓ペースメーカーの植込みが必要

I. 心電図をみる

21. 房室結節に関連するもの 6
―高度房室ブロック（advanced AV block）

①徐脈
②QRS 波，P 波，T 波：形・向きは同じ，P 波と QRS 波：対応ない（QRS 波の脱落は数拍に 1 回の割合で起こる）

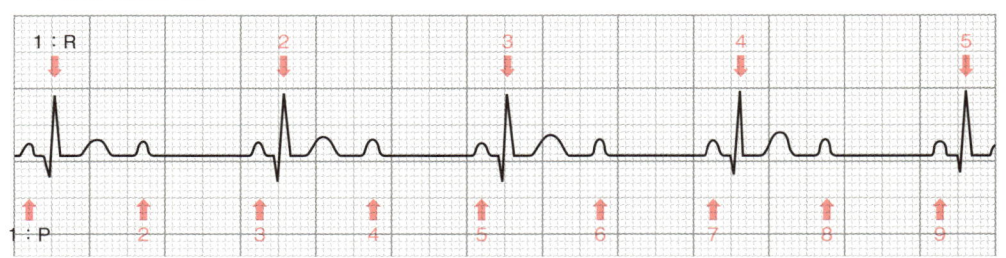

③RR 間隔：整，PP 間隔：整
④RR 間隔：一定，PP 間隔：一定

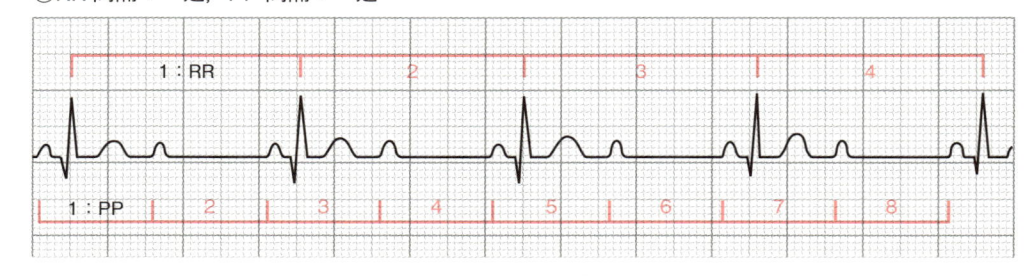

① 徐脈か頻脈か→徐脈
② ステップ 1：QRS 波→形は同じ，幅は狭い，向きは同じ
　　　　　　　P 波→形，向きは同じ
　　　　　　　P 波と QRS 波→対応ない．
　　　　　　　　QRS 波の脱落は数拍に 1 回の割合で起こる
　　　　　　　　→P 波の後に QRS 波の脱落が交互に起きれば 2：1 房室ブロックであり，P 波と QRS 波の脱落が 3 回のうち 1 回伝わるものは 3：1 房室ブロックになる
　　　　　　　T 波→形，向きは同じ
③ ステップ 2：RR 間隔→整
　　　　　　　PP 間隔→整
　　　　　　　PQ 間隔→不整（QRS 波の脱落があるとき）
　　　　　　　QT 間隔→不整（QRS 波の脱落があるとき）
④ ステップ 3：RR 間隔→一定
　　　　　　　PP 間隔→一定
　　　　　　　PQ 間隔→周期性変化
　　　　　　　QT 間隔→周期性変化

補足　長い心停止発作をきたすことがあり，アダムス-ストークス発作の出現につながる
　　　→モビッツ型から進展する場合が多い．

図 51　高度房室ブロック

21. 房室結節に関連するもの 6

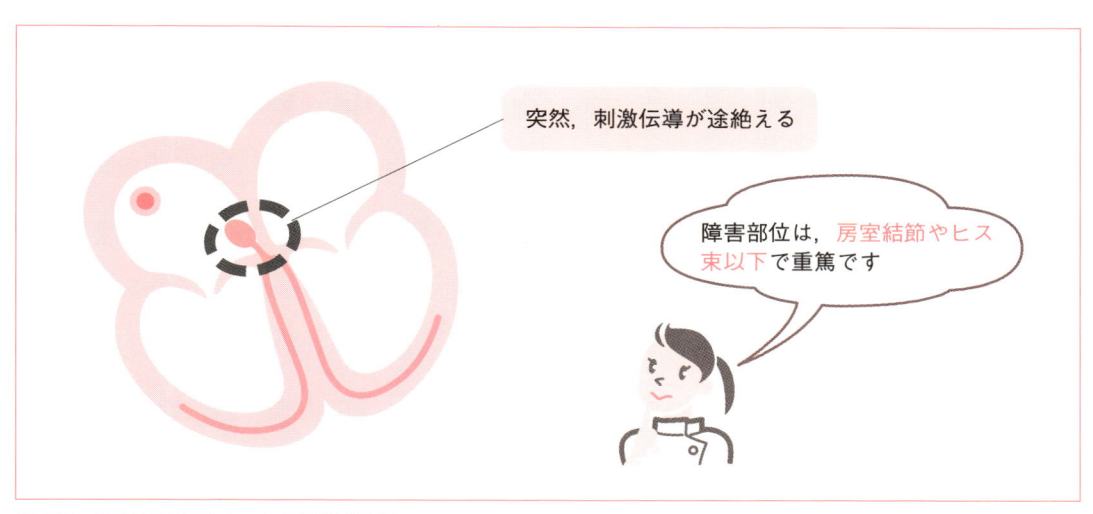

図52 高度房室ブロックの発生機序

基本

発生のしくみ（図52）
・房室間の伝導経路の異常により発生→房室結節，ヒス束以下の重篤な障害

原因（図53）
・器質的な心疾患を伴った状態→ほとんどの原因

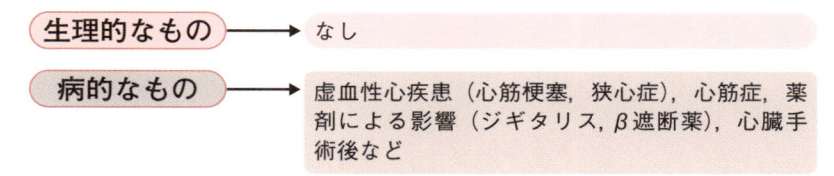

生理的なもの	なし
病的なもの	虚血性心疾患（心筋梗塞，狭心症），心筋症，薬剤による影響（ジギタリス，β遮断薬），心臓手術後など

図53 高度房室ブロックが起こる原因

症状
・徐脈により全身倦怠感や息切れなどの心不全症状を起こす．血圧低下やチアノーゼなどのショック症状もみられ，アダムス-ストークス症候群が起きる可能性が高い．

I. 心電図をみる

リハビリテーションスタッフの対応	① モニター波形の記録 ② 血圧を中心としたバイタルチェック，医師への連絡→心停止を生じる危険性（いつでも蘇生できる準備） ③ 自覚症状の確認（めまいや意識レベルなどを確認） ④ 救急カートと除細動器の準備（緊急時は経皮的ペーシング→体外式ペースメーカーの適応） ⑤ ほかの不整脈（Ⅲ度房室ブロックなど）との鑑別のため12誘導心電図を記録 ⑥ 原因疾患・使用中の薬物の影響の有無（薬剤の種類や投与量，投薬時間）をチェック ⑦ 完全房室ブロックへの移行，多形性心室頻拍（トルサードドポアンツ）が生じる危険性がある

22. 房室結節に関連するもの 7
─ III 度房室ブロック（third degree AV block : III°AVB）

①徐脈
②QRS 波：バラバラ
　P 波と QRS 波：
　対応ない
　T 波：P 波と
　重なることがある

③RR 間隔：整
④RR 間隔：一定（補
　　　　　充収縮あ
　　　　　り）

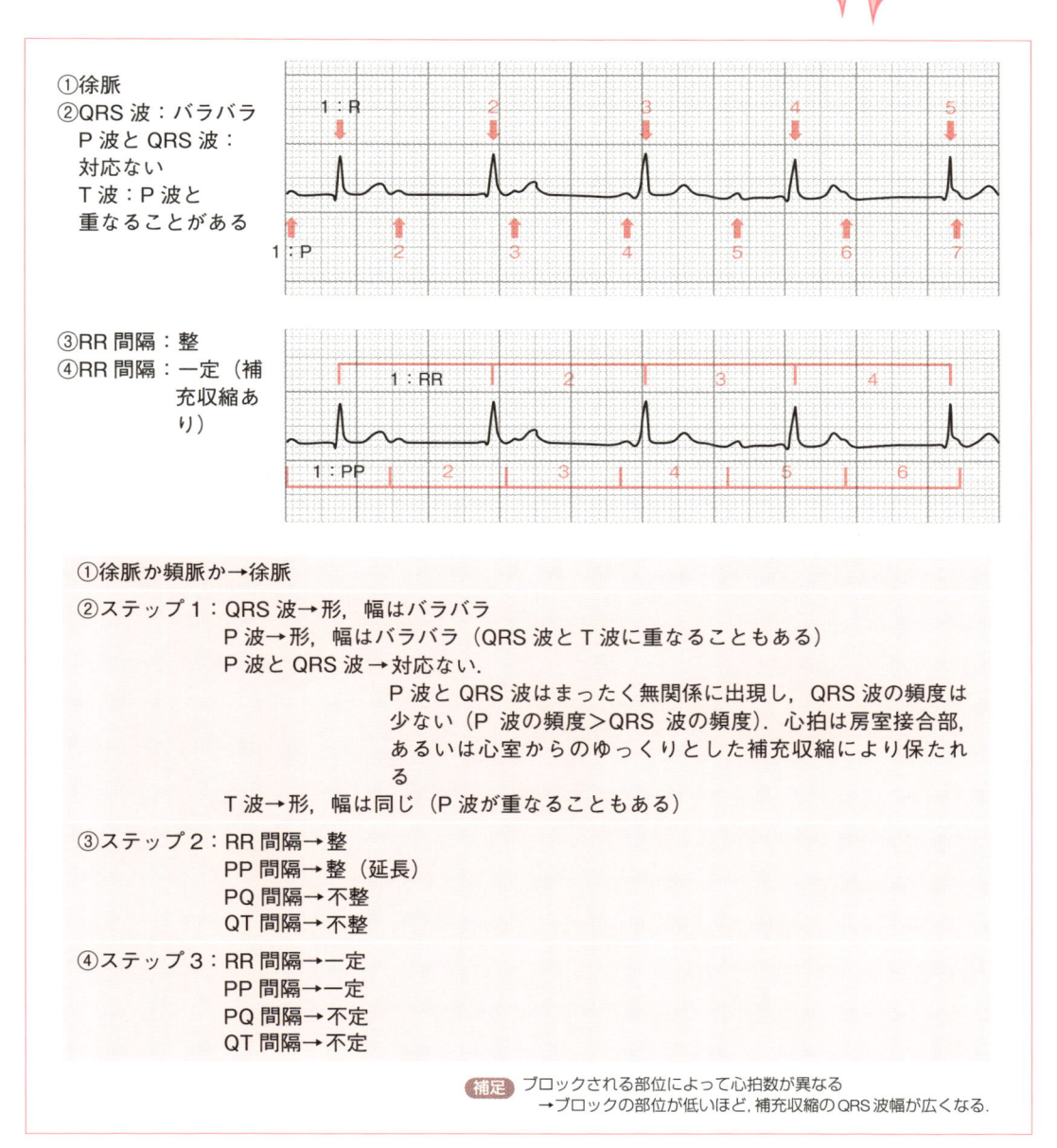

①徐脈か頻脈か→徐脈
②ステップ 1：QRS 波→形，幅はバラバラ
　　　　　　　P 波→形，幅はバラバラ（QRS 波と T 波に重なることもある）
　　　　　　　P 波と QRS 波→対応ない．
　　　　　　　　　　　　　　P 波と QRS 波はまったく無関係に出現し，QRS 波の頻度は
　　　　　　　　　　　　　　少ない（P 波の頻度＞QRS 波の頻度）．心拍は房室接合部，
　　　　　　　　　　　　　　あるいは心室からのゆっくりとした補充収縮により保たれ
　　　　　　　　　　　　　　る
　　　　　　　T 波→形，幅は同じ（P 波が重なることもある）
③ステップ 2：RR 間隔→整
　　　　　　　PP 間隔→整（延長）
　　　　　　　PQ 間隔→不整
　　　　　　　QT 間隔→不整
④ステップ 3：RR 間隔→一定
　　　　　　　PP 間隔→一定
　　　　　　　PQ 間隔→不定
　　　　　　　QT 間隔→不定

補足　ブロックされる部位によって心拍数が異なる
　　　→ブロックの部位が低いほど，補充収縮の QRS 波幅が広くなる．

図 54　III 度房室ブロック（完全房室ブロック）

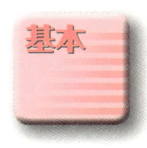

基本
・QRS 波の幅が正常な場合：ブロック部位は房室結節部，ヒス束内にあり，
　心拍数が 40〜60 回/分となる（房室結節内のブロックであれば運動により心
　拍数が増加する）．

I. 心電図をみる

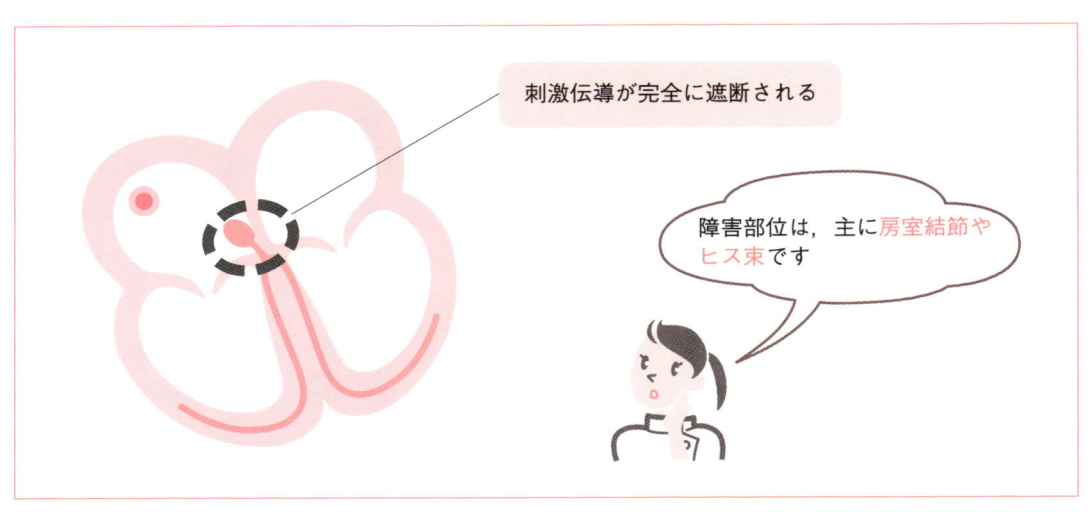

図55 Ⅲ度房室ブロックの発生機序

・QRS波の幅が広い場合：ブロック部位はヒス束以下にあり、心拍数が30〜50回/分となる．

発生のしくみ（図55）
・房室間の伝導経路の異常により発生→伝導が途絶える．

原因（図56）
・器質的な心疾患を伴った状態→ほとんどの原因

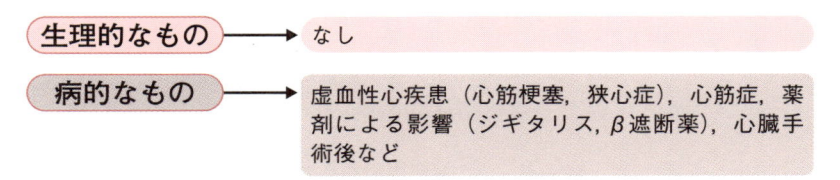

生理的なもの	なし
病的なもの	虚血性心疾患（心筋梗塞，狭心症），心筋症，薬剤による影響（ジギタリス，β遮断薬），心臓手術後など

図56 Ⅲ度房室ブロックが起こる原因

症状
・徐脈により全身倦怠感や息切れなどの心不全症状を起こす．血圧低下やチアノーゼなどのショック症状もみられ，アダムス-ストークス症候群が起きる可能性が高い．

リハビリ テーション スタッフの 対応	① モニター波形の記録 ② 血圧を中心としたバイタルチェック，医師への連絡→心停止を生じる危険性（いつでも蘇生できる準備） ③ 自覚症状の確認（めまいや意識レベルなどを確認） ④ 救急カートと除細動器の準備（緊急時は経皮的ペーシング→心臓ペースメーカー植込みの適応） ⑤ ほかの不整脈との鑑別のため 12 誘導心電図を記録 ⑥ 原因疾患・使用中の薬物の影響の有無（薬剤の種類や投与量，投薬時間）をチェック ⑦ R on T 型の心室性期外収縮，多形性心室頻拍（トルサードドポアンツ）が生じる危険性がある ⑧ 急性心筋梗塞に伴った完全房室ブロックは，ショック状態の可能性が高い

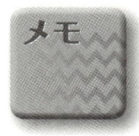

メモ

● 運動による心拍数の上昇
　→通常は認められない．
● 運動により II 度・III 度房室ブロックが出現した場合
　→直ちに中止する．心筋虚血やもともとあった伝導障害の悪化が考えられる．

I. 心電図をみる

23. 心室に関連するもの 1
―心室性期外収縮（premature ventricular contraction：PVC）

ラウンの分類

grade 0	なし
grade 1	単発性
grade 2	多発性
grade 3	多源性
grade 4-a	2連発
-b	3連発以上
grade 5	R on T型

● 発生状況による分類
　単発性→30個/時以下
　多発性→30個/時以上
　　　　（形が同じで、数が増える）

● 発生部位の数による分類
　一源性→形が同じ：早期興奮の発生場所が 1 カ所
　多源性→形が異なる：早期興奮の発生場所が 2 カ所以上

● 発生数による分類
　連発性→期外収縮の 2 個以上の連続
　　　　2 連発：2 個連続（ペア）
　　　　3 連発以上→3 個以上の連続（ショートラン）

● 不整脈の現れ方による分類
　段　　脈→規則的に現れる：1 拍おきに起こるのを 2 段脈,
　　　　　2 拍おきに起こるものを 3 段脈など
　R on T 型→先行する T 波に重なるように期外収縮が出現

心室内から刺激→洞調律よりも
早いタイミングで興奮が伝達

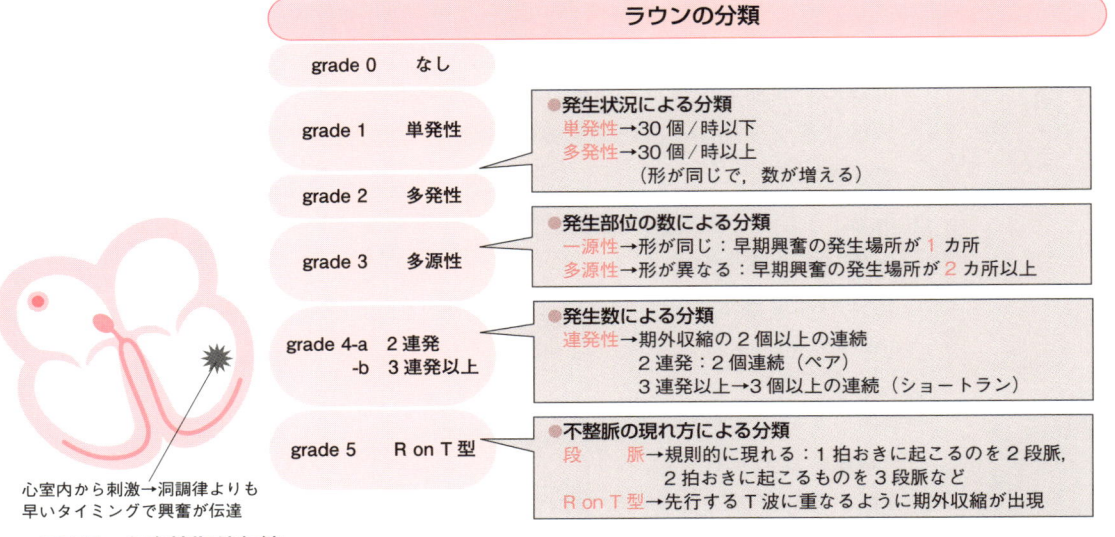

図 57　心室性期外収縮

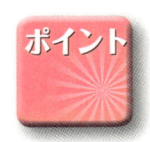

ポイント

● 期外収縮＝電気刺激が心室から発生する.
　→洞結節以外の心室から通常の周期よりも早い時期に電気刺激が出て、心室に興奮が伝達

● 心室性期外収縮には，ラウンの分類を参照する.
　→発生状況などにより，単発性，多源性，連発性，R on T 型に分類される（図 57）.

24. 心室に関連するもの 2
—単発性心室性期外収縮（unifocal PVC）

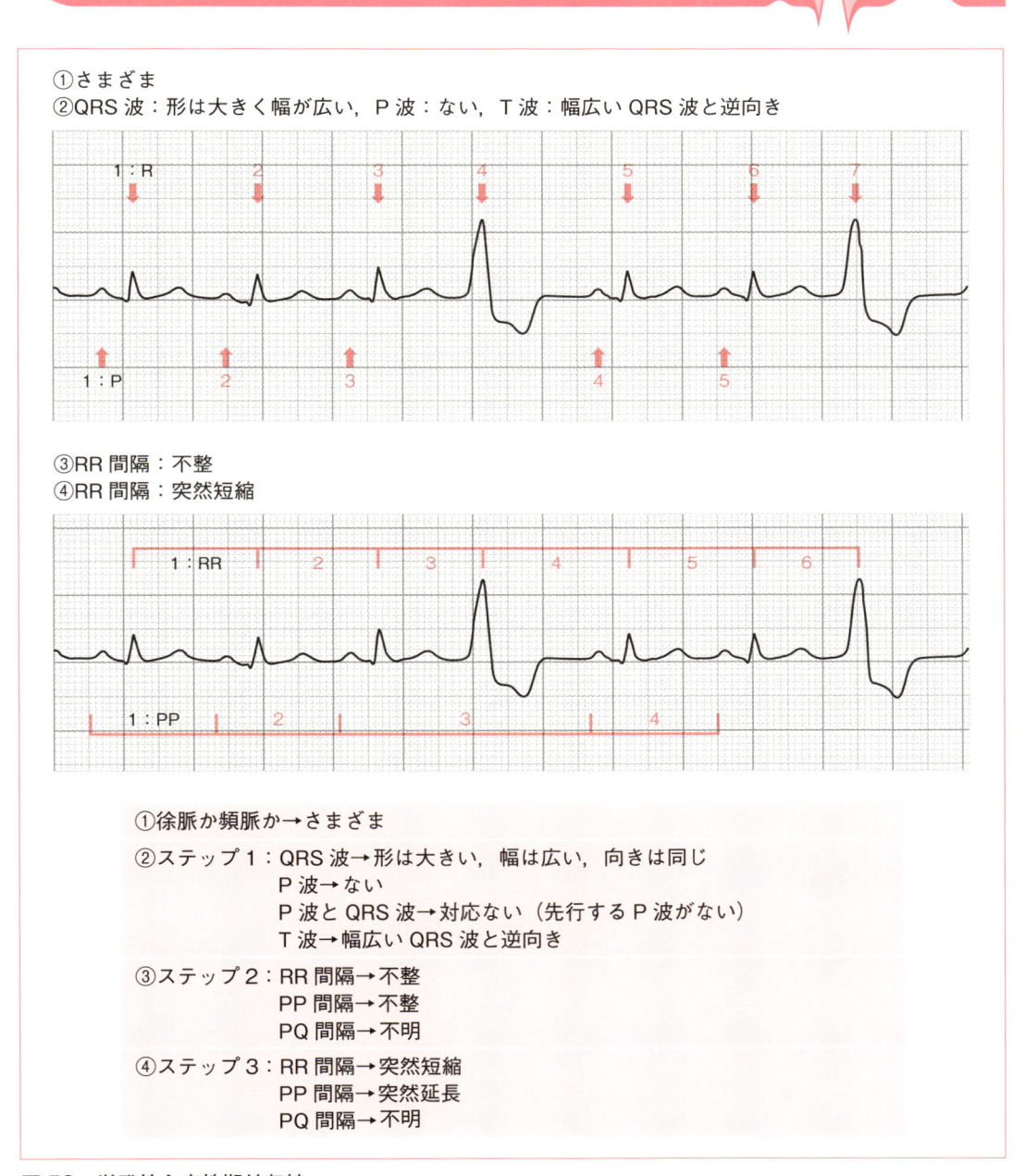

①さまざま
②QRS波：形は大きく幅が広い，P波：ない，T波：幅広いQRS波と逆向き

③RR間隔：不整
④RR間隔：突然短縮

① 徐脈か頻脈か→さまざま
② ステップ1：QRS波→形は大きい，幅は広い，向きは同じ
　　　　　　　P波→ない
　　　　　　　P波とQRS波→対応ない（先行するP波がない）
　　　　　　　T波→幅広いQRS波と逆向き
③ ステップ2：RR間隔→不整
　　　　　　　PP間隔→不整
　　　　　　　PQ間隔→不明
④ ステップ3：RR間隔→突然短縮
　　　　　　　PP間隔→突然延長
　　　　　　　PQ間隔→不明

図58　単発性心室性期外収縮

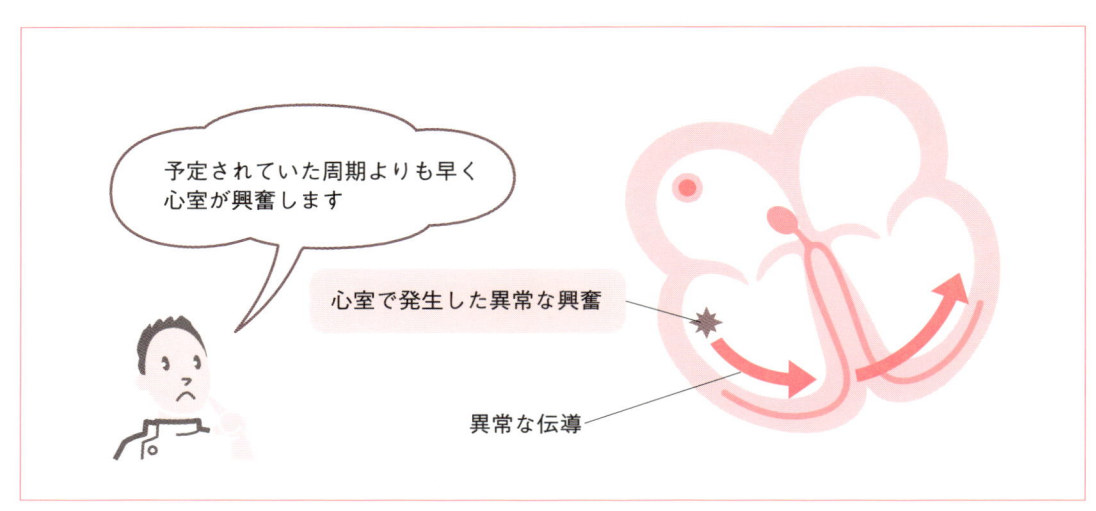

図59 単発性心室性期外収縮の発生機序

発生のしくみ（図59）
- 洞結節以外の心室内から早期に電気刺激→異所性刺激が原因

原因（図60）
- 虚血性心疾患や心不全などの器質的な心疾患などにより起こる．→健常者にも，いくつか出現することがある（病的意義のないことが多い）．

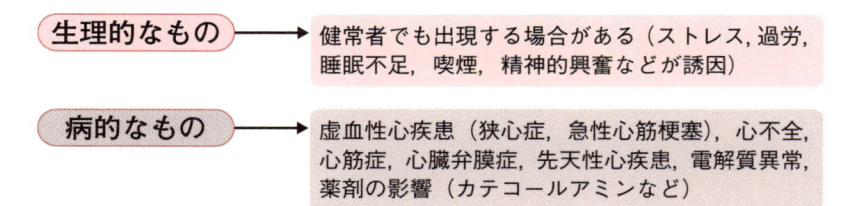

生理的なもの → 健常者でも出現する場合がある（ストレス，過労，睡眠不足，喫煙，精神的興奮などが誘因）

病的なもの → 虚血性心疾患（狭心症，急性心筋梗塞），心不全，心筋症，心臓弁膜症，先天性心疾患，電解質異常，薬剤の影響（カテコールアミンなど）

図60 心室性期外収縮が起こる原因

症状
- 上室性期外収縮とほぼ同様なことが多い→症状だけで区別することが難しい．
- 多くは無症状．"ドキン"といった動悸や胸部不快感として自覚することがある．連続して発現すると，"ドキン，ドキン"といった表現となる．頻発する場合には自覚が少ない．
- そのほか"頭がふらっとして目の前が暗くなる""立ちくらみが起こる"などの症状が現れることもある．

リハビリテーションスタッフの対応	① モニター波形の記録（新たな出現や頻度が増したとき） ② 自覚症状の確認（胸部不快感，動悸など） ③ 血圧を中心としたバイタルチェック，医師への連絡 ④ 鑑別のため12誘導心電図を記録（継続的に記録） ⑤ 原因疾患・使用中の薬物の影響の有無（薬剤の種類や投与量，投薬時間），ラウンの分類をチェック ⑥ 低頻度（1〜2回/分）や変化がないものは，経過観察

I. 心電図をみる

25. 心室に関連するもの 3
― 多源性心室性期外収縮（multifocal PVC）

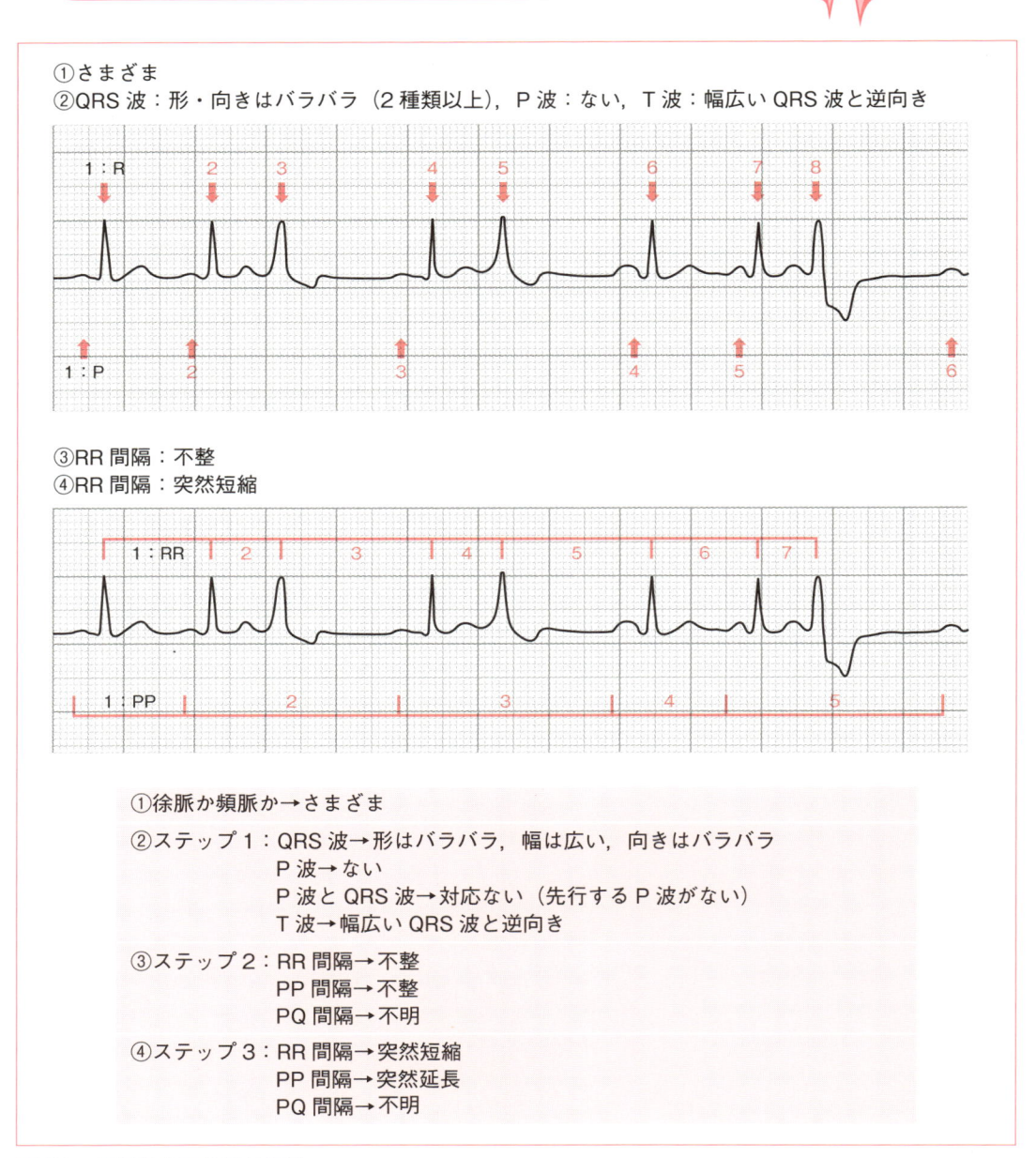

① さまざま
② QRS 波：形・向きはバラバラ（2 種類以上），P 波：ない，T 波：幅広い QRS 波と逆向き

③ RR 間隔：不整
④ RR 間隔：突然短縮

① 徐脈か頻脈か → さまざま
② ステップ 1：QRS 波 → 形はバラバラ，幅は広い，向きはバラバラ
　　　　　　　P 波 → ない
　　　　　　　P 波と QRS 波 → 対応ない（先行する P 波がない）
　　　　　　　T 波 → 幅広い QRS 波と逆向き
③ ステップ 2：RR 間隔 → 不整
　　　　　　　PP 間隔 → 不整
　　　　　　　PQ 間隔 → 不明
④ ステップ 3：RR 間隔 → 突然短縮
　　　　　　　PP 間隔 → 突然延長
　　　　　　　PQ 間隔 → 不明

図 61　多源性心室性期外収縮

25. 心室に関連するもの 3

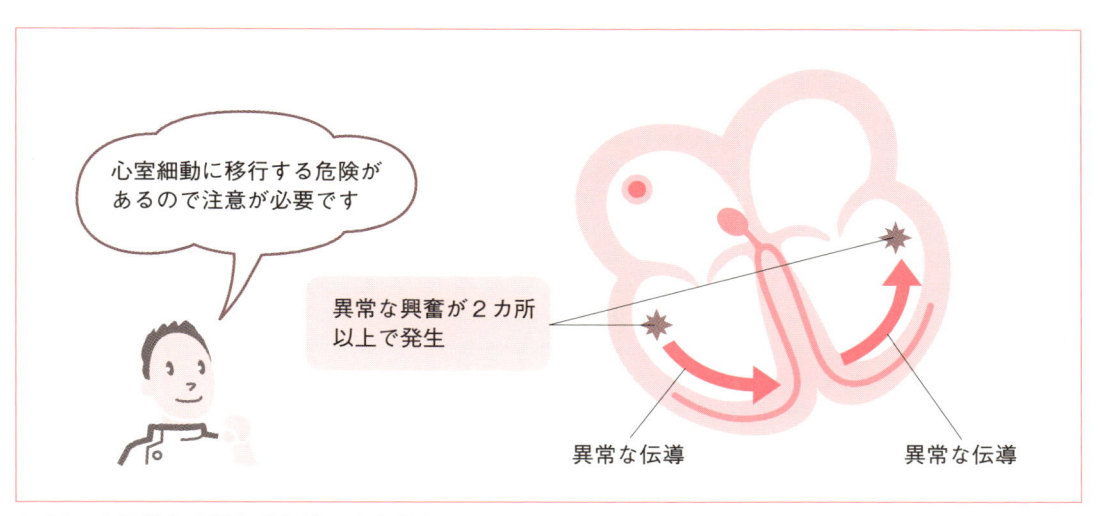

図62　多源性心室性期外収縮の発生機序

基本	**発生のしくみ**（図62） ・洞結節以外の心室内から早期に電気刺激→異所性刺激が2カ所以上で起きており，それぞれの伝わり方が異なる． **原因，症状**（「単発性心室性期外収縮」p.62を参照）
リハビリテーションスタッフの対応	① モニター波形の記録（新たな出現や頻度が増したとき） ② 自覚症状の確認（胸部不快感，動悸など） ③ 血圧を中心としたバイタルチェック，医師への連絡 ④ 致死的不整脈に備える（心室頻拍や心室細動の前駆症状の場合がある）→救急カートと除細動器の準備 ⑤ 鑑別のため12誘導心電図を記録（継続的に記録） ⑥ 原因疾患・使用中の薬物の影響の有無（薬剤の種類や投与量，投薬時間），ラウンの分類をチェック

26. 心室に関連するもの 4 ―連発性心室性期外収縮（short run）

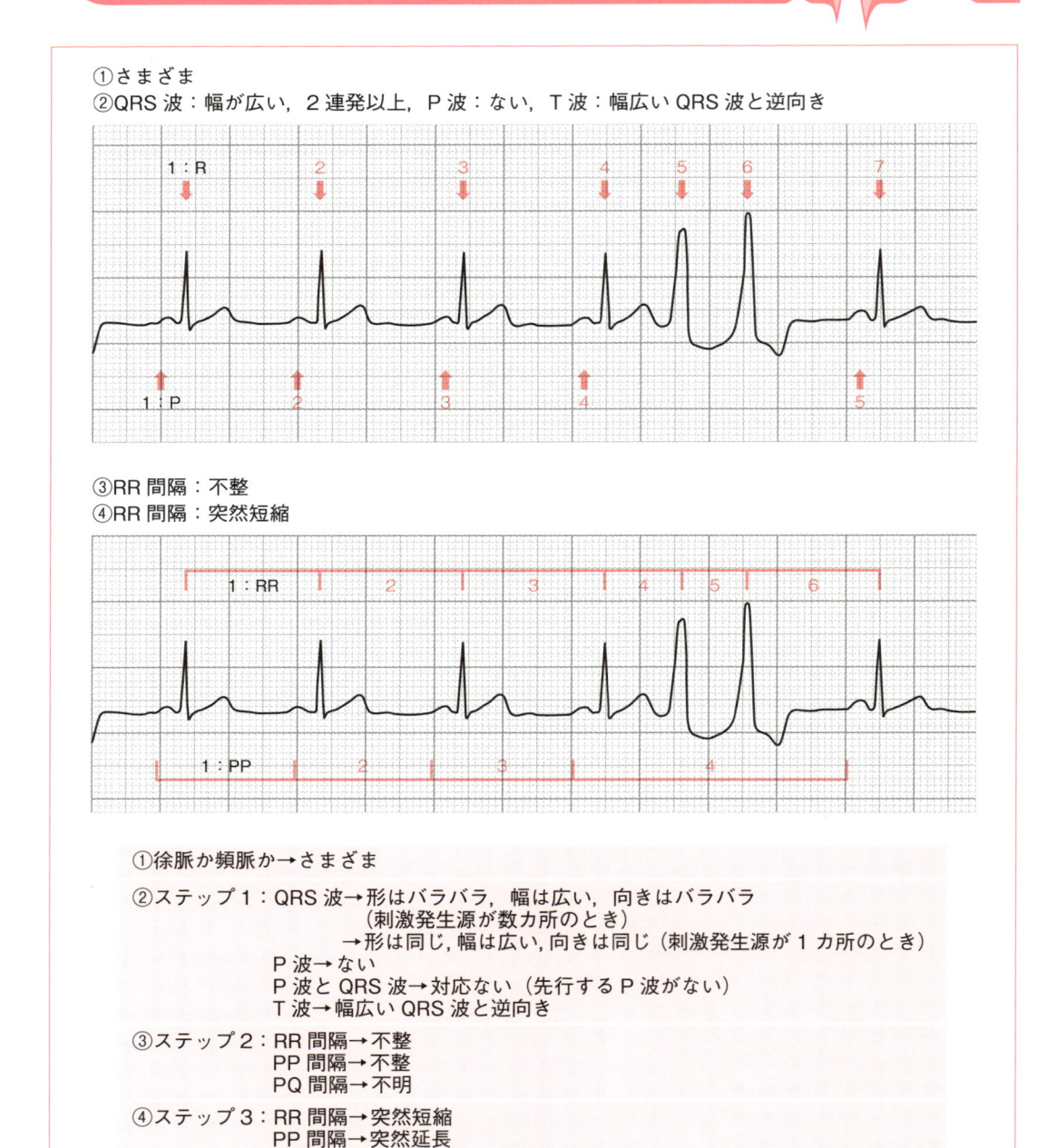

①さまざま
②QRS 波：幅が広い，2 連発以上，P 波：ない，T 波：幅広い QRS 波と逆向き

③RR 間隔：不整
④RR 間隔：突然短縮

①徐脈か頻脈か→さまざま

②ステップ 1：QRS 波→形はバラバラ，幅は広い，向きはバラバラ
　　　　　　　　　　　（刺激発生源が数カ所のとき）
　　　　　　　→形は同じ，幅は広い，向きは同じ（刺激発生源が 1 カ所のとき）
　　　　　P 波→ない
　　　　　P 波と QRS 波→対応ない（先行する P 波がない）
　　　　　T 波→幅広い QRS 波と逆向き

③ステップ 2：RR 間隔→不整
　　　　　　　PP 間隔→不整
　　　　　　　PQ 間隔→不明

④ステップ 3：RR 間隔→突然短縮
　　　　　　　PP 間隔→突然延長
　　　　　　　PQ 間隔→不明

補足　異所性の刺激発生源が 1 カ所→同じ形の幅広い QRS 波が連続
　　　　　　　　　　　　　　　2 カ所→形の違う幅広い QRS 波が連続

図 63　連発性心室性期外収縮

26. 心室に関連するもの 4

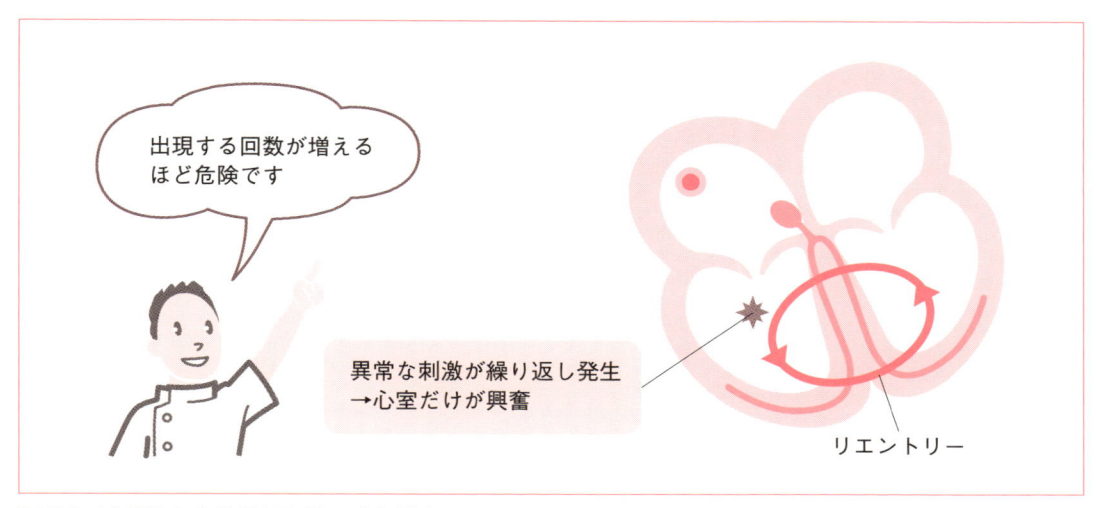

図64 連発性心室性期外収縮の発生機序

基本

発生のしくみ（図64）
・異所性の刺激発生源→繰り返し刺激が出され，心室だけが興奮している状態が続く（リエントリー）．

原因（「単発性心室性期外収縮」p.62を参照）

症状
・連発回数が多くなる→深刻な事態（致死性不整脈への移行）

| リハビリテーションスタッフの対応 | ① モニター波形の記録（新たな出現や頻度が増したとき）→いつから，どのくらいの頻度で出現しているのか？
② 自覚症状の確認（意識レベル）→有効な心拍出量を保っていない．
③ 血圧を中心としたバイタルチェック，医師への連絡
④ 鑑別のため12誘導心電図を記録（継続的に記録）
⑤ 頻発する場合→スタッフ確保，救急カートと除細動器の準備
⑥ 原因疾患・使用中の薬物の影響の有無（薬剤の種類や投与量，投薬時間），ラウンの分類をチェック |

27. 心室に関連するもの 5
─ R on T 型心室性期外収縮（R on T pattern）

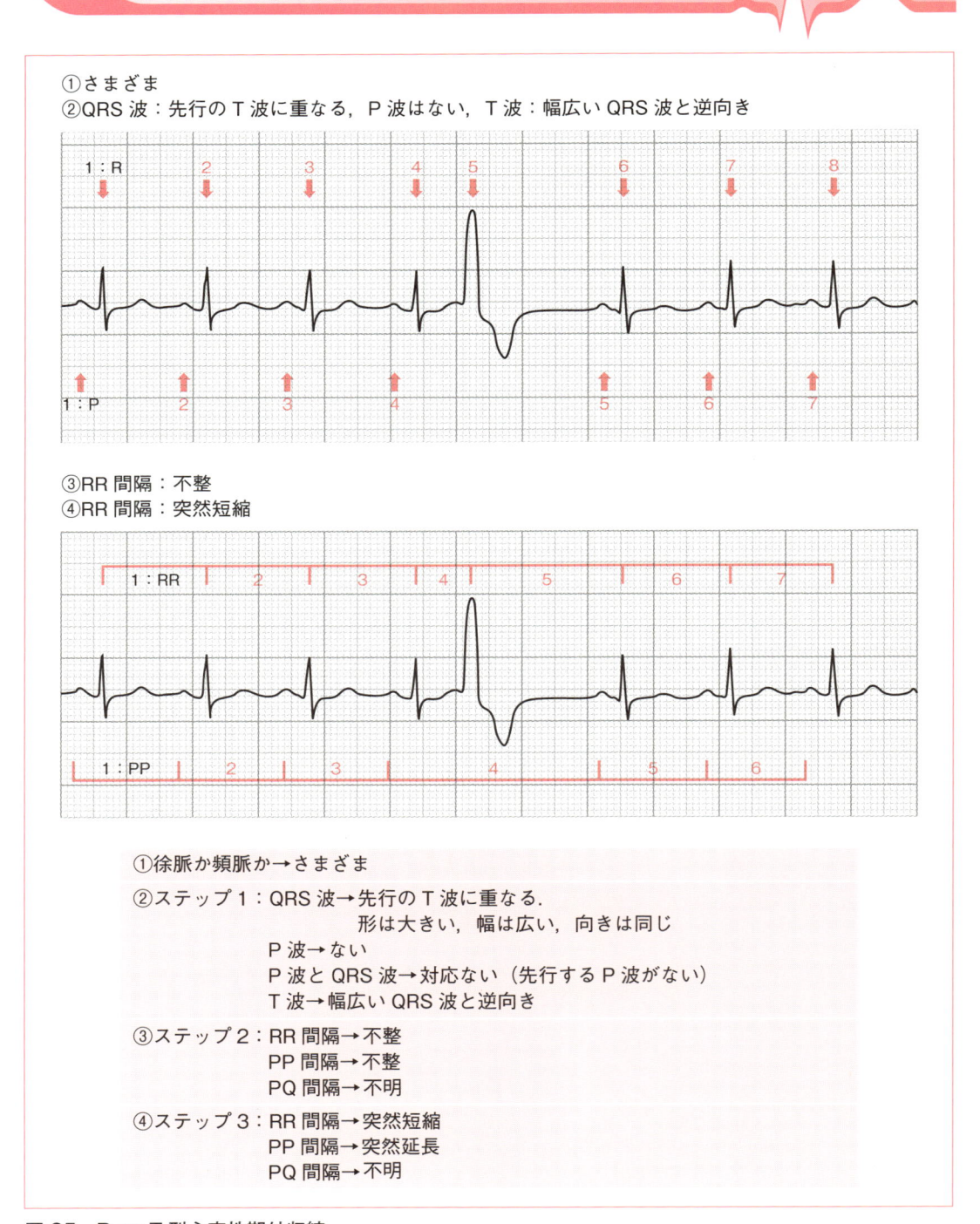

①さまざま
②QRS 波：先行の T 波に重なる，P 波はない，T 波：幅広い QRS 波と逆向き

③RR 間隔：不整
④RR 間隔：突然短縮

①徐脈か頻脈か→さまざま

②ステップ 1：QRS 波→先行の T 波に重なる．
　　　　　　　　形は大きい，幅は広い，向きは同じ
　　　　　　P 波→ない
　　　　　　P 波と QRS 波→対応ない（先行する P 波がない）
　　　　　　T 波→幅広い QRS 波と逆向き

③ステップ 2：RR 間隔→不整
　　　　　　PP 間隔→不整
　　　　　　PQ 間隔→不明

④ステップ 3：RR 間隔→突然短縮
　　　　　　PP 間隔→突然延長
　　　　　　PQ 間隔→不明

図 65　R on T 型心室性期外収縮

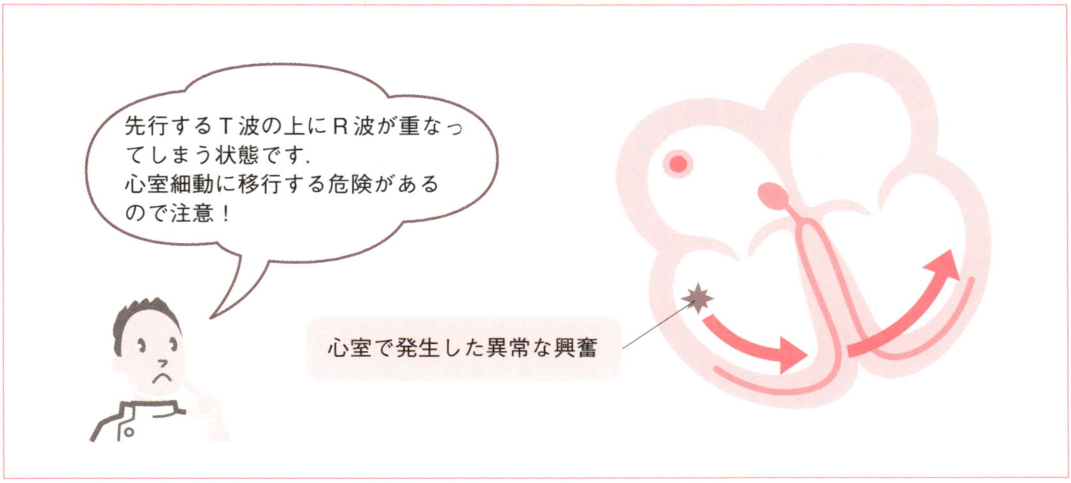

27. 心室に関連するもの 5

図66 R on T型心室性期外収縮の発生機序

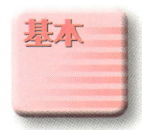

基本

発生のしくみ（図66）
・異所性の刺激発生→心筋が非常に興奮しやすくなっている（T波は本来なら不整脈が重なることはない．それにもかかわらず，先行するT波上にR波が重なってしまう状態）．

原因（「単発性心室性期外収縮」p.62を参照）

症状
・R on T型の発生をきっかけ→深刻な事態（致死性不整脈へ移行する可能性が高い）

リハビリテーションスタッフの対応

① モニター波形の記録→医師への連絡，スタッフ確保，救急カートと除細動器の準備
② 血圧を中心としたバイタルチェック
③ 自覚症状の確認（意識レベル）→致死性不整脈へ移行
④ 鑑別のため12誘導心電図を記録（継続的に記録）
⑤ 原因疾患・使用中の薬物の影響の有無（薬剤の種類や投与量，投薬時間），ラウンの分類をチェック

メモ

● R on Tが危険な理由
・T波の頂上付近は受攻期と呼ばれ，この時期の心筋はほかからの電気的刺激の影響を受けやすい．→不整脈を起こしやすい状態にある．
・心室細動は，必ずしもR on Tによって引き起こされるものでもない．心筋梗塞や重症心不全などのように，傷害された心筋が存在したり，心室に著しい負荷がかかっている状況下でなければ，必ずしも最も危険とはいえない．

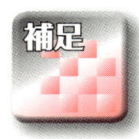

補足 ○代償性と間入性について（図 67）

- 代償性→心室性期外収縮の後に，長い休止期が示される．この際，心室性期外収縮を挟む 2 つの心拍の RR 間隔は，ほかの洞調律の RR 間隔の 2 倍となる．
- 間入性→心室性期外収縮の後に，長い休止期が示されない．このときの心室性期外収縮を挟む 2 つの心拍の RR 間隔は，ほかの洞調律の RR 間隔と同じになる．

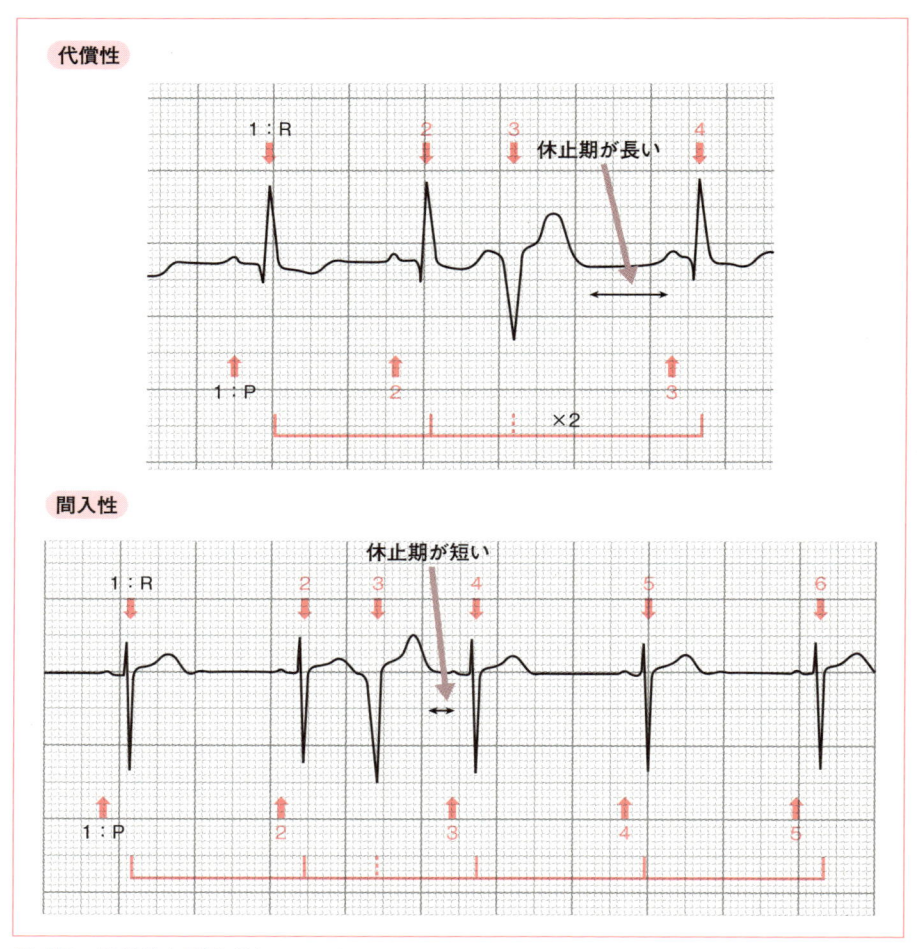

図 67　代償性と間入性について

28. 心室に関連するもの 6
―心室頻拍（ventricular tachycardia：VT）

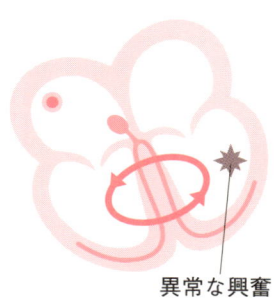

● 持続時間による分類
　持 続 性→持続時間が 30 秒以上
　非持続性→持続時間が 30 秒未満
● 心電図波形による分類
　単 形 性→QRS 波の形が同じ波形
　多 形 性→QRS 波の形が複数
● その他
　トルサードドポアンツ＝倒錯型心室頻拍
　　　　　　　　　（多形性心室頻拍の一種）
　　→心室細動へ移行しやすい危険なパターン
　頻拍性（促進性）心室固有調律
　　→心拍数 50～100 回/分の基本調律に近い周期で出現

異常な興奮
→リエントリー

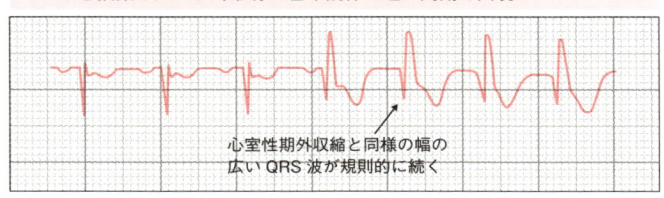

心室性期外収縮と同様の幅の
広い QRS 波が規則的に続く

図 68　心室頻拍

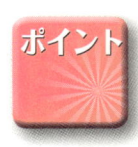

ポイント

● 異常な興奮が心筋に起こり続けている状態（心室性期外収縮が 3 回以上連続して発生）
　→心拍数は 100～250 回/分となる.
● 持続時間や心電図波形により分類（図 68）
　→非持続性と持続性，単形性と多形性がある.

I. 心電図をみる

29. 心室に関連するもの 7
―単形性心室頻拍（monomorphic ventricular tachycardia：単形性 VT）

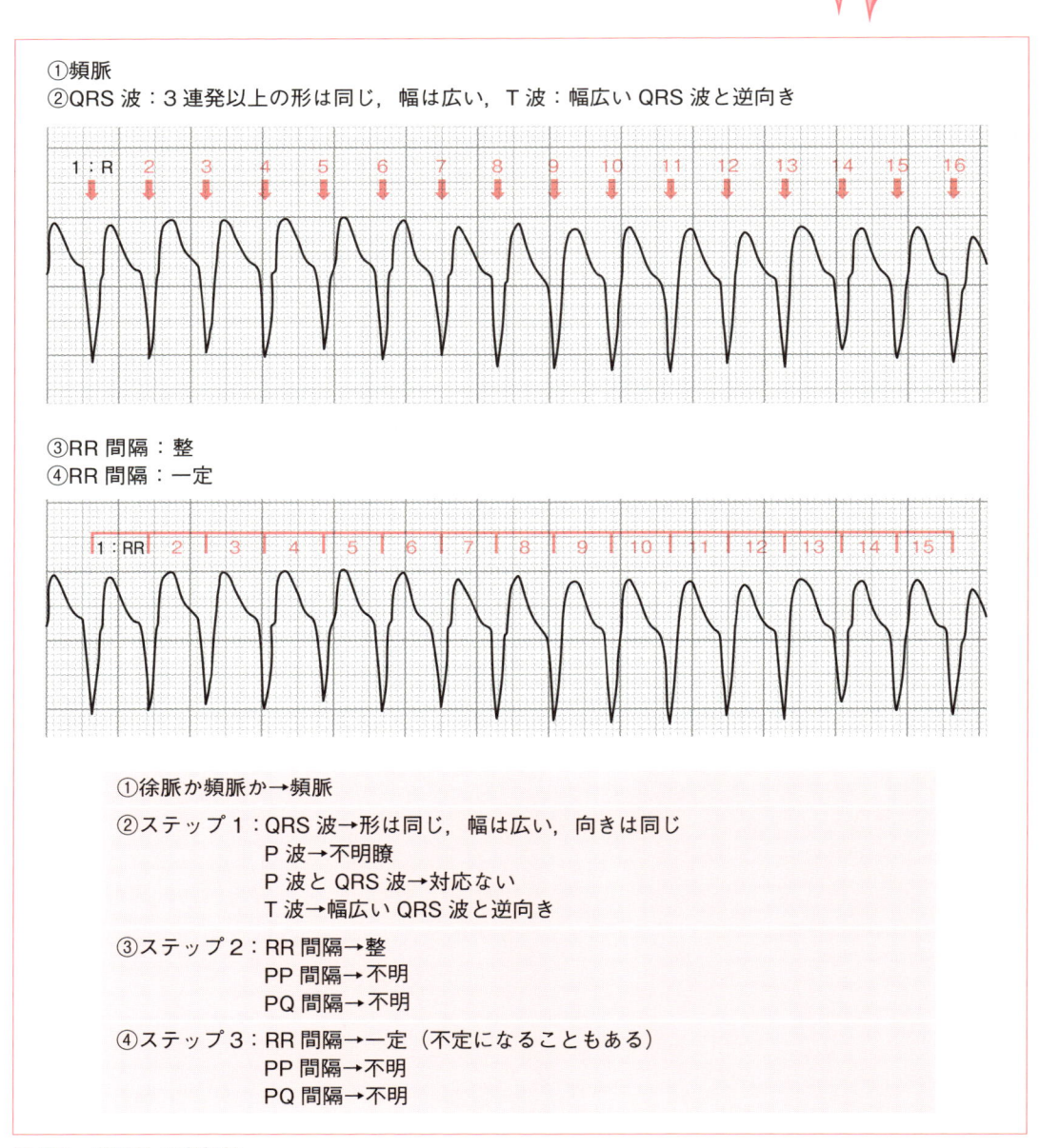

①頻脈
②QRS 波：3 連発以上の形は同じ，幅は広い，T 波：幅広い QRS 波と逆向き

③RR 間隔：整
④RR 間隔：一定

①徐脈か頻脈か→頻脈
②ステップ 1：QRS 波→形は同じ，幅は広い，向きは同じ
　　　　　　　P 波→不明瞭
　　　　　　　P 波と QRS 波→対応ない
　　　　　　　T 波→幅広い QRS 波と逆向き
③ステップ 2：RR 間隔→整
　　　　　　　PP 間隔→不明
　　　　　　　PQ 間隔→不明
④ステップ 3：RR 間隔→一定（不定になることもある）
　　　　　　　PP 間隔→不明
　　　　　　　PQ 間隔→不明

図 69　単形性心室頻拍

29. 心室に関連するもの 7

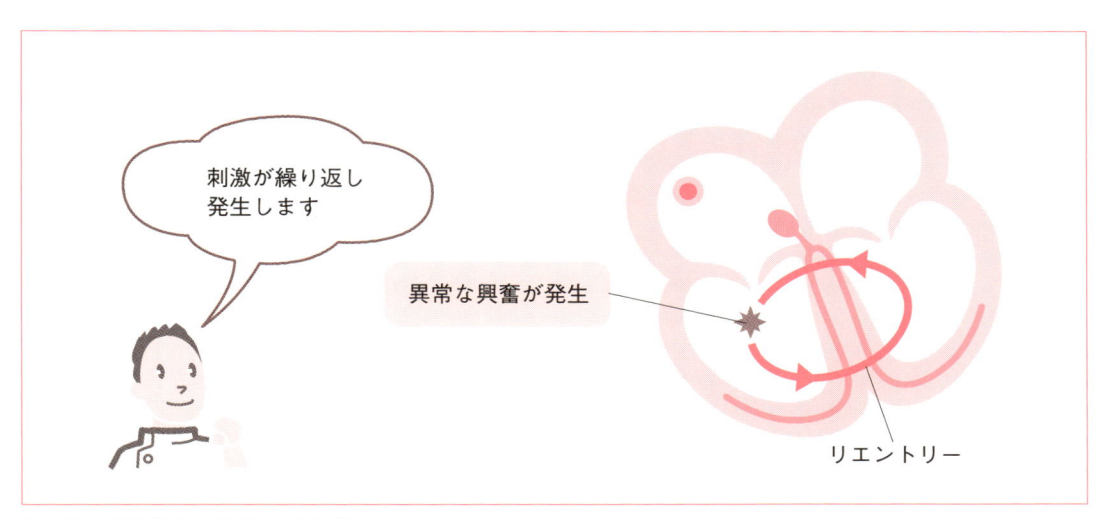

図70 単形性心室頻拍の発生機序

発生のしくみ（図70）

・異所性の刺激発生（1カ所）→刺激が繰り返し出され，心室だけが興奮している状態が続く（リエントリー）．

原因（図71）

・重症な心疾患（急性心筋梗塞，心不全など）に多くみられる→心疾患がないのに発生することもある＝特発性心室頻拍

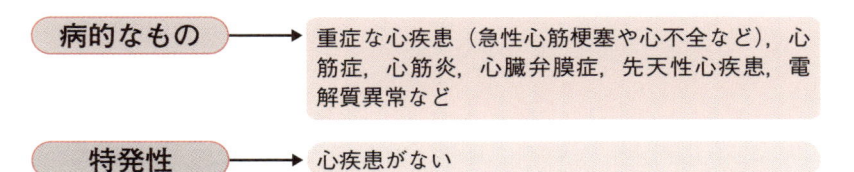

| 病的なもの | → | 重症な心疾患（急性心筋梗塞や心不全など），心筋症，心筋炎，心臓弁膜症，先天性心疾患，電解質異常など |
| 特発性 | → | 心疾患がない |

図71 単形性心室頻拍が起こる原因

症状

・頻拍の発生→血行動態の破綻（血圧低下，眼前暗黒感，脳への血流が低下し意識障害）＝突然死の原因

I. 心電図をみる

リハビリテーションスタッフの対応	① モニター波形の記録 ② 意識レベル，呼吸と脈拍の確認→スタッフ確保，医師への連絡，救急カートと除細動器の準備 ③ 意識があり脈拍が触れた場合→血圧を中心としたバイタルチェック，自覚症状の確認（動悸症状など） 　・持続時間が30秒未満で症状もなく，バイタルサインが安定→経過観察 　・持続時間が30秒以上で症状もなく，バイタルサインが安定→抗不整脈薬投与 ④ 意識がなく脈拍が触れない場合→直ちに前胸部叩打法（胸部中央部を握り拳で強く2〜3回叩く），救急蘇生（心臓マッサージと除細動器） ⑤ 12誘導心電図を継続的に記録 ⑥ 原因疾患・使用中の薬物の影響の有無（薬剤の種類や投与量，投薬時間），ラウンの分類をチェック

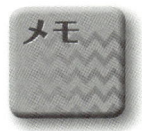

メモ

● 心拍数が160回/分以下→血行動態への影響が比較的少ない．
　・160回/分を超える→血行動態が悪化
　・200回/分を超える→血圧低下も著しくなり，心室細動へ移行しやすい．
　・運動負荷で認められた場合→直ちに中止し，経過を十分に観察，必要に応じて処置を行う．

30. 心室に関連するもの 8
―多形性心室頻拍（polymorphic ventricular tachycardia：多形性 VT）

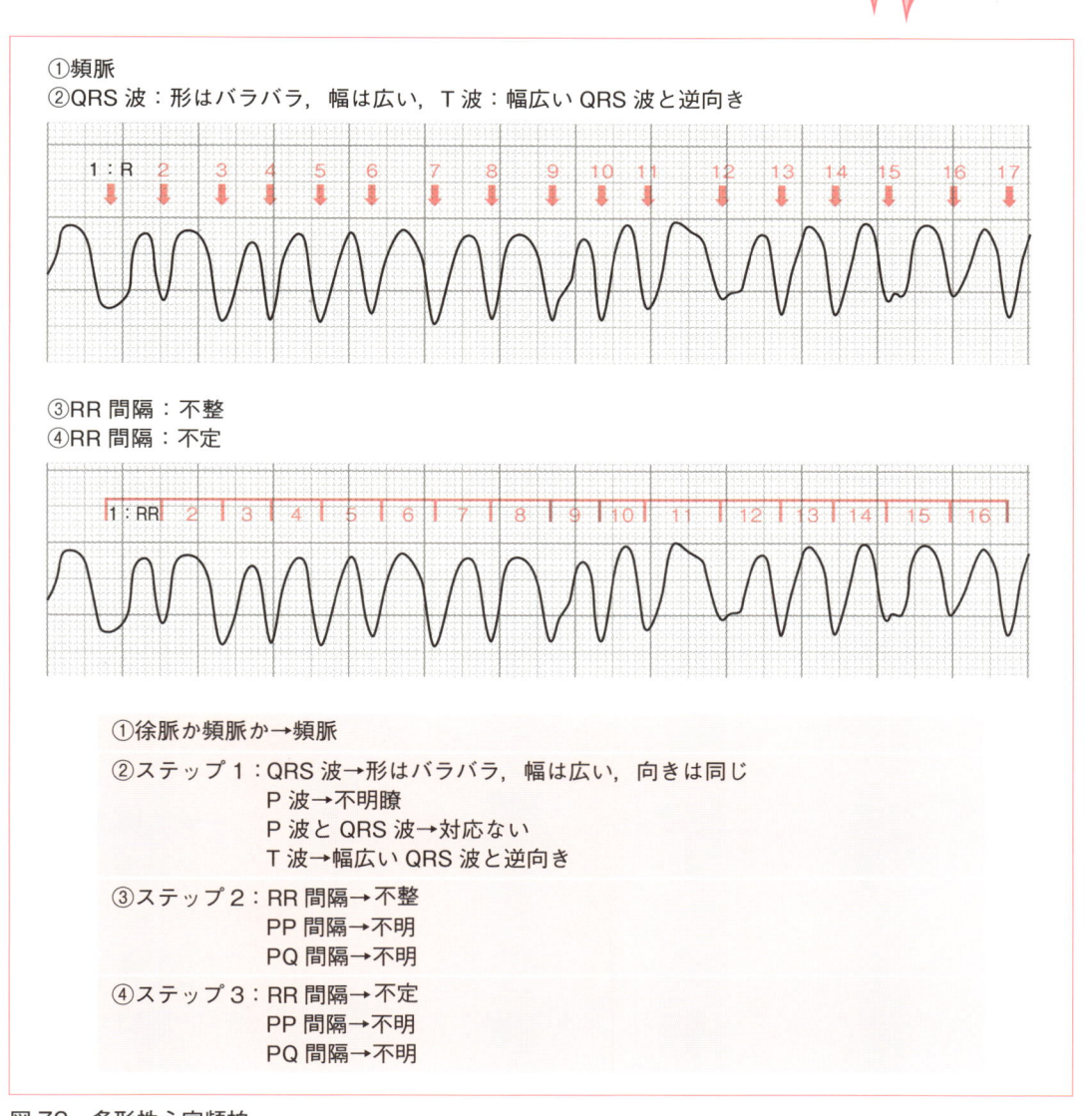

①頻脈
②QRS 波：形はバラバラ，幅は広い，T 波：幅広い QRS 波と逆向き

③RR 間隔：不整
④RR 間隔：不定

① 徐脈か頻脈か→頻脈
② ステップ 1：QRS 波→形はバラバラ，幅は広い，向きは同じ
　　　　　　　P 波→不明瞭
　　　　　　　P 波と QRS 波→対応ない
　　　　　　　T 波→幅広い QRS 波と逆向き
③ ステップ 2：RR 間隔→不整
　　　　　　　PP 間隔→不明
　　　　　　　PQ 間隔→不明
④ ステップ 3：RR 間隔→不定
　　　　　　　PP 間隔→不明
　　　　　　　PQ 間隔→不明

図 72　多形性心室頻拍

I. 心電図をみる

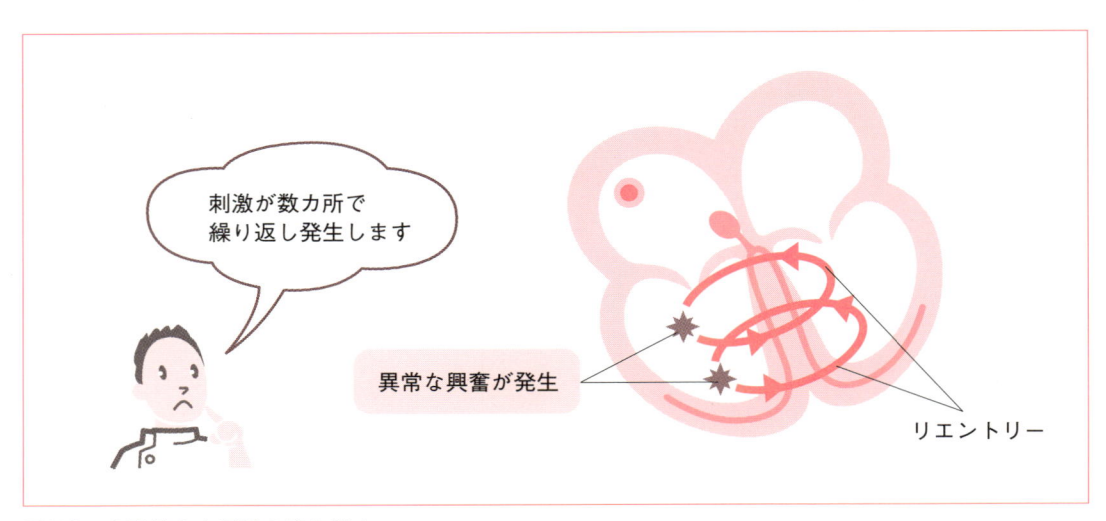

図73　多形性心室頻拍の発生機序

基本

発生のしくみ（図73）
・異所性の刺激発生（数カ所）→刺激が繰り返し出され，心室だけが興奮している状態が続く（リエントリー）．

原因，症状，リハビリテーションスタッフの対応（「単形性心室頻拍」p.73, 74 を参照）

31. 心室に関連するもの 9
―トルサードドポアンツ（torsades de pointes）

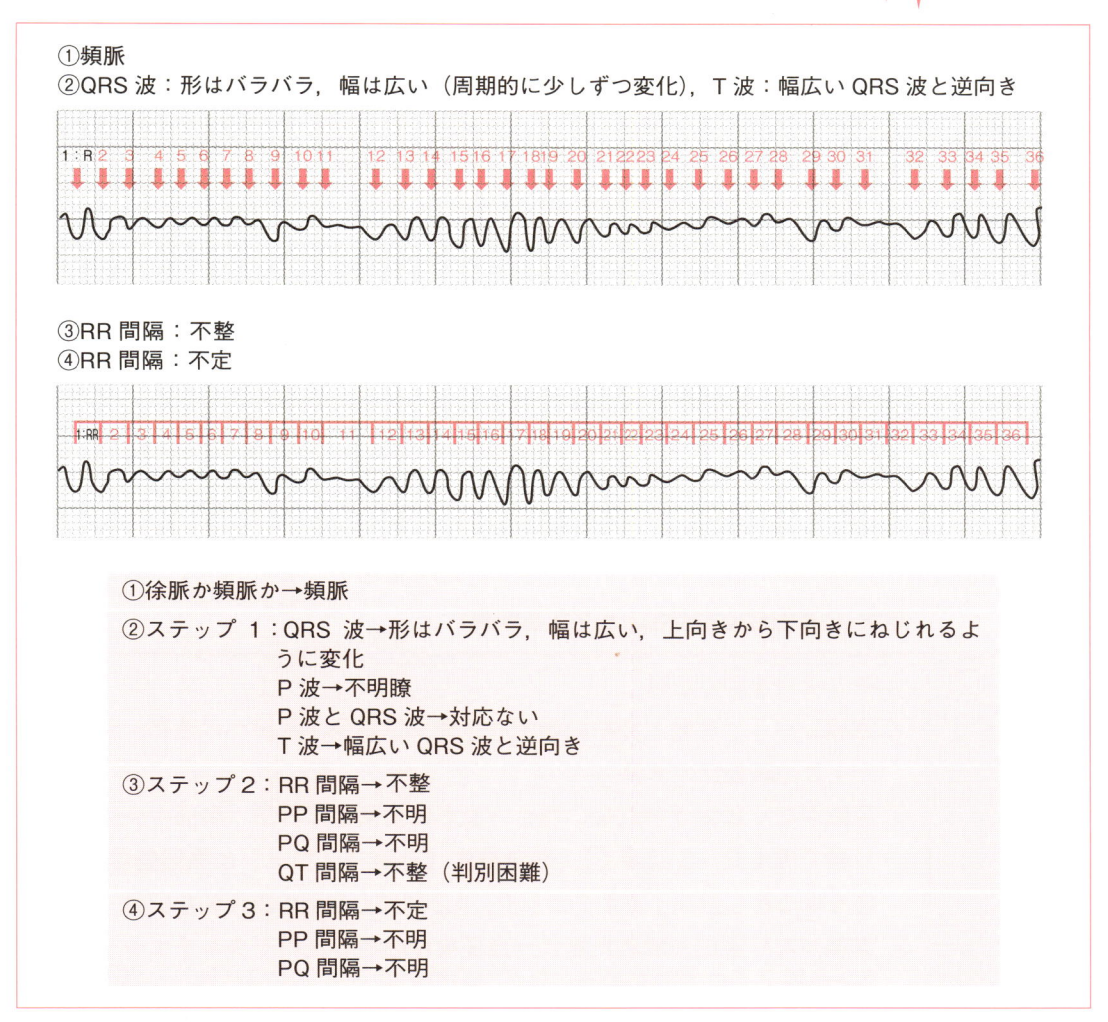

①頻脈
②QRS 波：形はバラバラ，幅は広い（周期的に少しずつ変化），T 波：幅広い QRS 波と逆向き

③RR 間隔：不整
④RR 間隔：不定

① 徐脈か頻脈か→頻脈
② ステップ 1：QRS 波→形はバラバラ，幅は広い，上向きから下向きにねじれるように変化
　　　　　　　P 波→不明瞭
　　　　　　　P 波と QRS 波→対応ない
　　　　　　　T 波→幅広い QRS 波と逆向き
③ ステップ 2：RR 間隔→不整
　　　　　　　PP 間隔→不明
　　　　　　　PQ 間隔→不明
　　　　　　　QT 間隔→不整（判別困難）
④ ステップ 3：RR 間隔→不定
　　　　　　　PP 間隔→不明
　　　　　　　PQ 間隔→不明

図 74　トルサードドポアンツ

基本

発生のしくみ（図 75）
・いくつかの機序→異所性の刺激発生（数ヵ所）が存在，あるいは刺激発生箇所が移動，リエントリー回路が変化する説など＝不規則な心室リズム

原因（図 76）
・QT 時間の延長など→トルサードドポアンツを合併することがある．

I. 心電図をみる

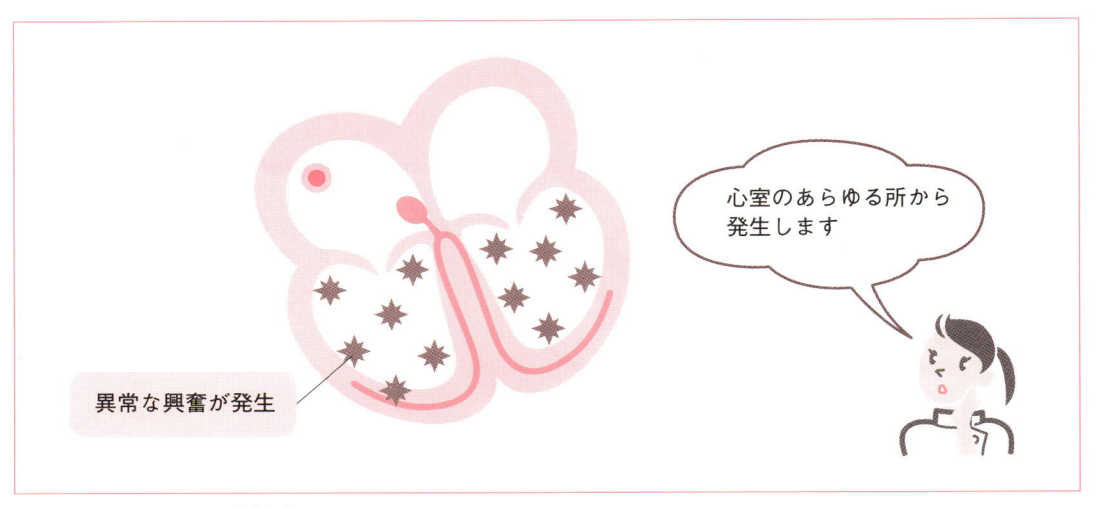

図78 心室細動の発生機序

（吹き出し）心室のあらゆる所から発生します
（ラベル）異常な興奮が発生

病的なもの → 虚血性心疾患，心不全，心筋症，弁膜症，電解質異常，心筋炎，薬物による影響（抗不整脈薬など）

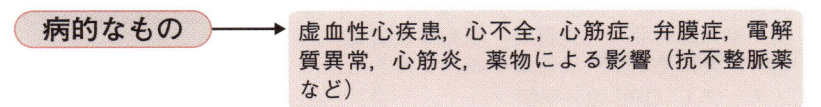

図79 心室細動が起こる原因

症状

・心室細動の発生→血行動態の停止（脈拍触知や血圧測定不可）＝心停止（およそ3分で脳に不可逆的な障害）

リハビリテーションスタッフの対応	① 直ちにスタッフ確保，心肺蘇生（CPR）→直ちに医師に連絡 ② 救急カートと除細動器の準備，モニター波形の記録 ③ 気管挿管とルート確保の準備 ④ 原因疾患・使用中の薬物の影響の有無（薬剤の種類や投与量，投薬時間），ラウンの分類をチェック

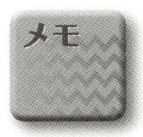

メモ
● 運動負荷では起こしてはならない．→もし発生した場合には，スタッフの応援を呼びつつ，CPRを行う．

33. 心室に関連するもの 11
—右脚ブロック（right bundle branch block：RBBB）

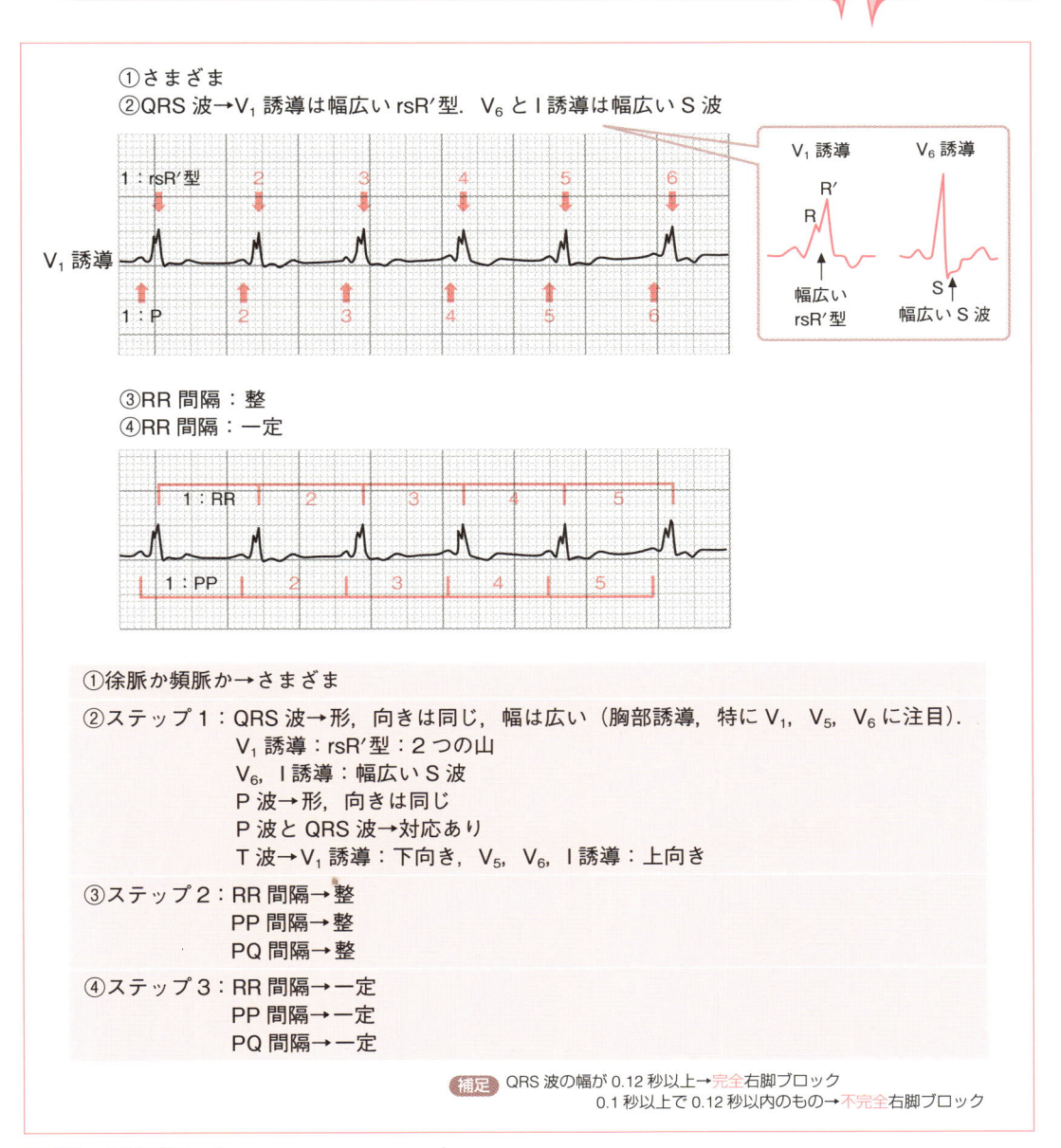

①さまざま
②QRS波→V₁誘導は幅広いrsR'型．V₆とⅠ誘導は幅広いS波

[V₁誘導 波形：1：rsR'型、2、3、4、5、6／1：P、2、3、4、5、6]

V₁誘導：R, R'　幅広いrsR'型
V₆誘導：S　幅広いS波

③RR間隔：整
④RR間隔：一定

[1：RR、2、3、4、5／1：PP、2、3、4、5]

①徐脈か頻脈か→さまざま
②ステップ1：QRS波→形，向きは同じ，幅は広い（胸部誘導，特にV₁，V₅，V₆に注目）．
　　　　　　V₁誘導：rsR'型：2つの山
　　　　　　V₆，Ⅰ誘導：幅広いS波
　　　　　　P波→形，向きは同じ
　　　　　　P波とQRS波→対応あり
　　　　　　T波→V₁誘導：下向き，V₅，V₆，Ⅰ誘導：上向き
③ステップ2：RR間隔→整
　　　　　　PP間隔→整
　　　　　　PQ間隔→整
④ステップ3：RR間隔→一定
　　　　　　PP間隔→一定
　　　　　　PQ間隔→一定

補足　QRS波の幅が0.12秒以上→完全右脚ブロック
　　　0.1秒以上で0.12秒以内のもの→不完全右脚ブロック

図80　右脚ブロック

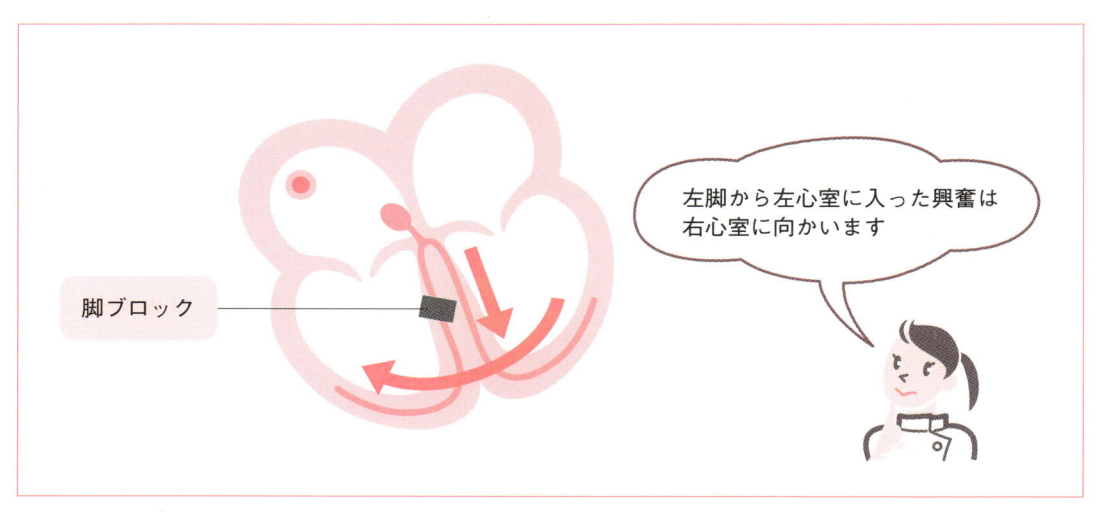

図81 右脚ブロックの発生機序

（吹き出し）左脚から左心室に入った興奮は右心室に向かいます

ポイント
- 脚ブロックとは，脚の興奮伝導が障害される．→右脚ブロック（図80）と左脚ブロックがある．
- 左脚ブロック→前枝または後枝ブロックに分けられる（ヘミブロック）

基本

発生のしくみ（図81）
・右脚の興奮伝導の障害→右脚ブロック（右心室に刺激を伝えることができない）

原因（図82）
・基礎疾患がなければ治療の必要は少ない．→高齢者では，特に房室ブロックへの進展に注意する．
・不完全右脚ブロック→心房中隔欠損症に特徴的な所見

病的なもの → 虚血性心疾患，高血圧，慢性の肺疾患，先天性心疾患（心房中隔欠損症），心臓手術など

特発性 → 基礎疾患が認められないことも少なくない

図82 右脚ブロックが起こる原因

症状
・自覚症状が出ないことも多い．→時に，めまいなどを起こすこともある．
・脈拍が上昇したときなどに一時的（一過性）に発生→胸部の違和感など

リハビリ テーションスタッフの対応	① モニター波形の記録（新たに出現したとき） ② 自覚症状の確認（胸部不快感など） ③ 血圧を中心としたバイタルチェック ④ 鑑別のため12誘導心電図を記録 ⑤ 原因疾患・使用中の薬物の影響の有無（薬剤の種類や投与量，投薬時間） ⑥ 症状がないものは経過観察 ⑦ 基礎疾患のある場合は要注意（緊急性が高い→医師への連絡）

I. 心電図をみる

34. 心室に関連するもの 12
―左脚ブロック（left bundle branch block：LBBB）

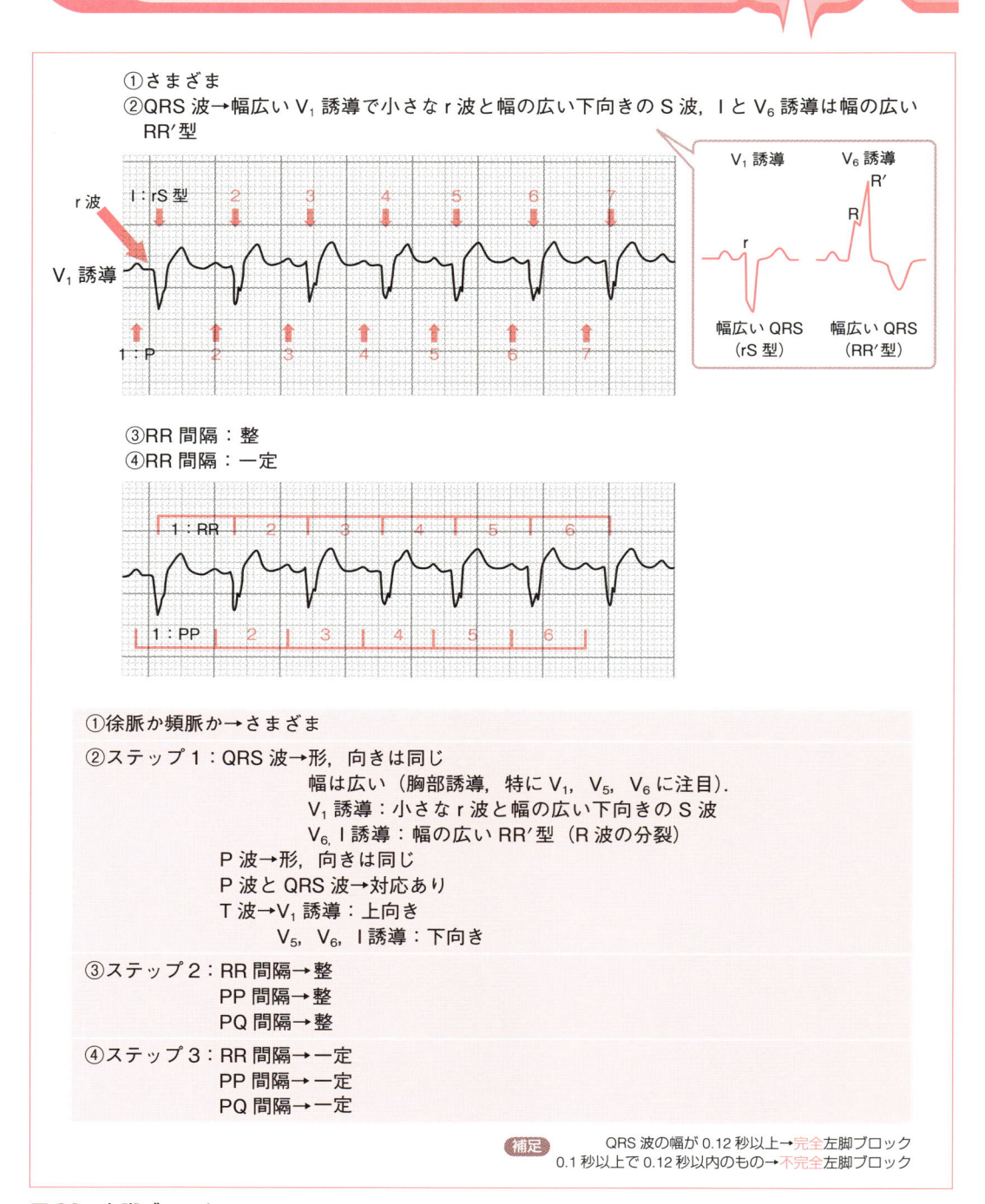

① さまざま
② QRS波→幅広い V₁ 誘導で小さな r 波と幅の広い下向きの S 波，I と V₆ 誘導は幅の広い RR'型

I：rS 型
r 波
V₁ 誘導
I：P

V₁ 誘導　V₆ 誘導
幅広い QRS（rS 型）　幅広い QRS（RR'型）

③ RR 間隔：整
④ RR 間隔：一定

1：RR
1：PP

① 徐脈か頻脈か→さまざま
② ステップ1：QRS 波→形，向きは同じ
　　　　　　　　　　幅は広い（胸部誘導，特に V₁, V₅, V₆ に注目）．
　　　　　　　　　　V₁ 誘導：小さな r 波と幅の広い下向きの S 波
　　　　　　　　　　V₆, I 誘導：幅の広い RR'型（R 波の分裂）
　　　　　　　P 波→形，向きは同じ
　　　　　　　P 波と QRS 波→対応あり
　　　　　　　T 波→V₁ 誘導：上向き
　　　　　　　　　　V₅, V₆, I 誘導：下向き
③ ステップ2：RR 間隔→整
　　　　　　　PP 間隔→整
　　　　　　　PQ 間隔→整
④ ステップ3：RR 間隔→一定
　　　　　　　PP 間隔→一定
　　　　　　　PQ 間隔→一定

補足　QRS 波の幅が 0.12 秒以上→完全左脚ブロック
　　　0.1 秒以上で 0.12 秒以内のもの→不完全左脚ブロック

図83　左脚ブロック

34. 心室に関連するもの 12

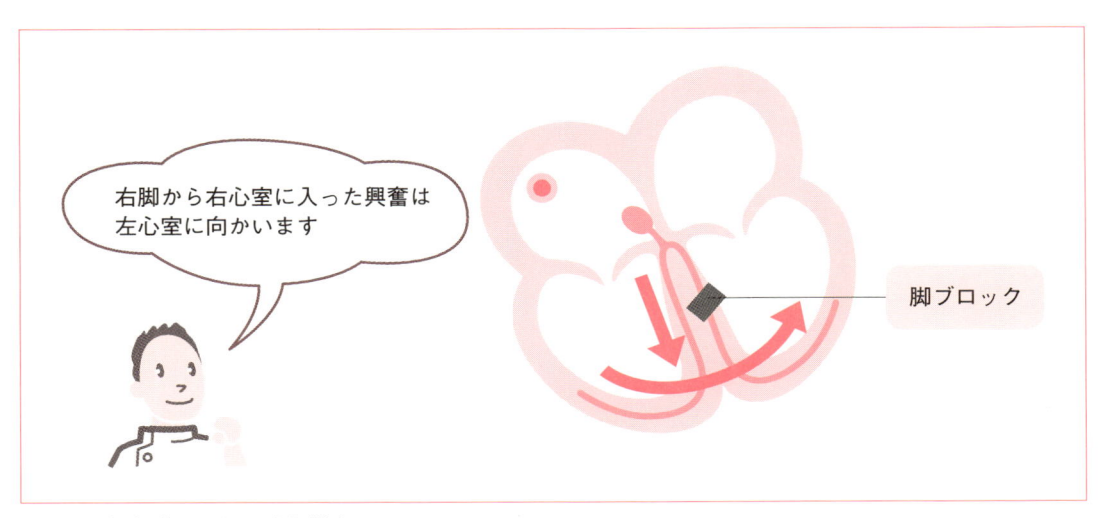

図84 左脚ブロックの発生機序

(吹き出し) 右脚から右心室に入った興奮は左心室に向かいます

脚ブロック

基本

発生のしくみ（図84）
・左脚の興奮伝導の障害→左脚ブロック（左心室に刺激を伝えることができない）

原因（図85）
・虚血性心疾患などの基礎疾患によるものが多い．→心筋障害の強いものに多くみられる．
・不完全左脚ブロック→大動脈弁閉鎖不全の末期のように著明な左心室拡張

病的なもの → 虚血性心疾患，高血圧，心筋症，心筋炎，加齢で生じる変性など

図85 左脚ブロックが起こる原因

症状
・自覚症状が出ないことも多い．→時に，めまいなどを起こすこともある．

| リハビリテーションスタッフの対応 | ① モニター波形の記録（新たに出現したとき）
② 自覚症状の確認（胸部不快感など）
③ 血圧を中心としたバイタルチェック→医師への連絡（特に，新たに出現したとき）
④ 鑑別のため12誘導心電図を記録
⑤ 原因疾患・使用中の薬物の影響の有無（薬剤の種類や投与量，投薬時間）
⑥ 症状がないものは経過観察
⑦ 基礎疾患のある場合は要注意 |

85

補足
○ 前枝と後枝ブロック（ヘミブロック）
・臨床的には，前枝ブロックが後枝ブロックより多い．
・前枝ブロック→ QRS の軸が－30 度より大きくなり，著明な左軸偏位
・後枝ブロック→ QRS の軸が＋110 度以上となり，右軸偏位

メモ
● 運動負荷で一過性に脚ブロックが出現→心筋虚血の可能性
● 左脚ブロック→虚血による ST 変化の判定が困難→運動負荷時には，血圧や自覚症状などに十分注意

I. 独習トレーニング

（基本的ステップ）：頻脈・徐脈をみる
問題1：図1に示される心電図について，心拍数を簡便法により答えよう．

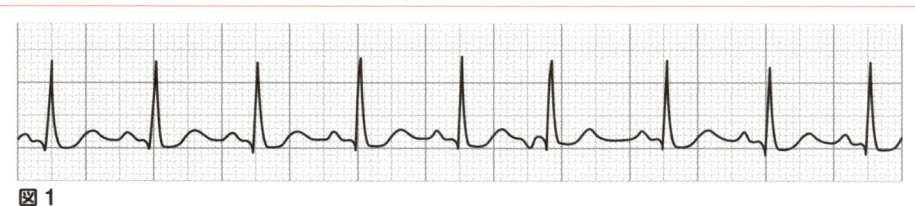

図1

① 太枠（25 mm）の個数から求める方法＝（　　　）回/分
② RR 間隔（PP 間隔）から求める方法＝（　　　）回/分

解答　図2を参照

①太枠（25 mm）の個数から求める方法　＝約 100 回/分

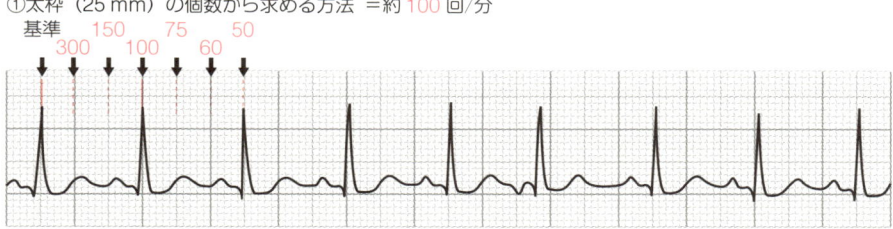

基準　300　150　100　75　60　50

②RR 間隔（PP 間隔）から求める方法　＝約 100 回/分

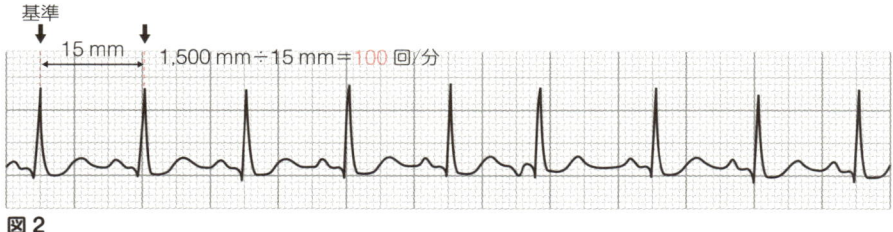

基準　15 mm　1,500 mm ÷ 15 mm ≒ 100 回/分

図2

（基本的ステップ）：ステップ1をみる
問題2：図3に示される心電図の P 波について答えよう．

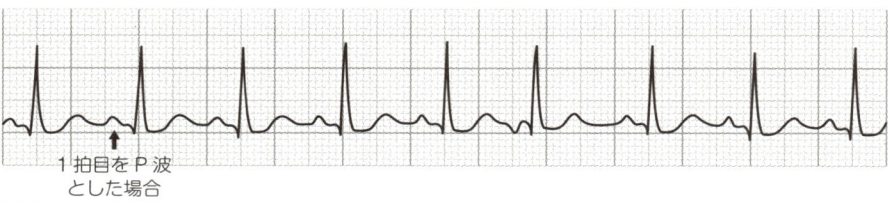

1拍目を P 波とした場合

図3

I. 心電図をみる

① すべてのP波に矢印（↑など）を付けよう
② P波はQRS波の少し前にあるが，下向きのP波が見られるのは（　　）拍目である

解答　① 図4を参照，② 5

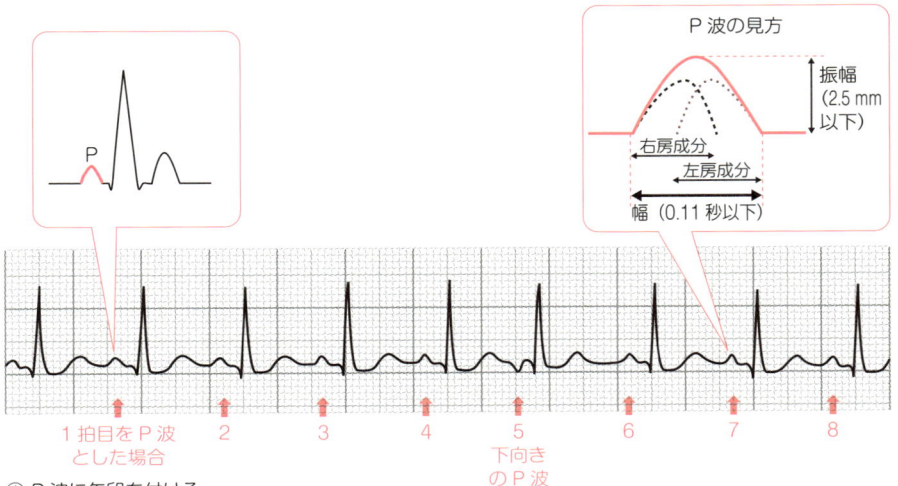

P波の見方
振幅（2.5 mm以下）
右房成分
左房成分
幅（0.11秒以下）

1拍目をP波とした場合　2　3　4　5 下向きのP波　6　7　8

① P波に矢印を付ける．
② P波はQRS波の少し前にあるが，（5）拍目には下向きのP波がみられる．

図4

● （基本的ステップ）：ステップ1をみる
問題3：図5に示される心電図のP波とQRS波について答えよう．

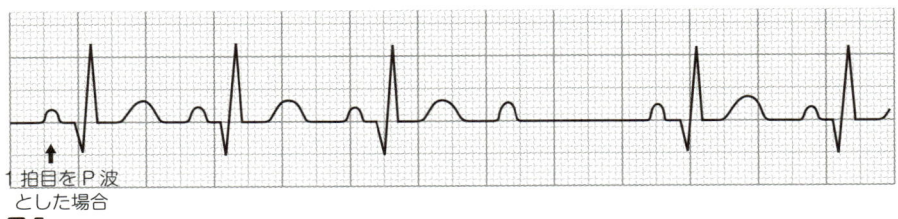

1拍目をP波とした場合
図5

① すべてのP波とQRS波に矢印（↑など）を付けよう
② P波とQRS波が対（1:1）になっていないのは（　　）拍目である

解答　① 図6を参照，② 4

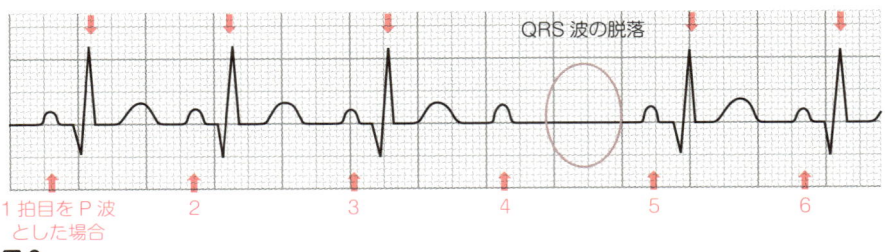

QRS波の脱落

1拍目をP波とした場合　2　3　4　5　6
図6

● **(基本的ステップ):ステップ1をみる**

問題4:図7に示される心電図のQRS波について答えよう.

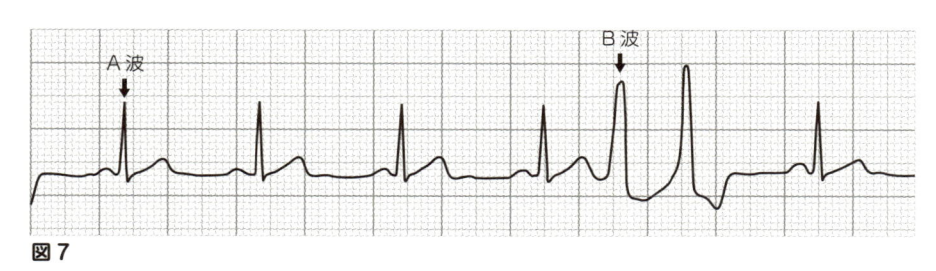

図7

① すべてのQRS波に矢印(↑など)を付けよう
② A波:幅は小さな目盛りが(　　)つとほぼ同じ長さなので(　　)mm, (　　)秒となる
③ B波:幅は小さな目盛りが(　　)つとほぼ同じ長さなので(　　)mm, (　　)秒となる

解答 ① 図8を参照, ② 2, 2, 0.08, ③ 3, 3, 0.12

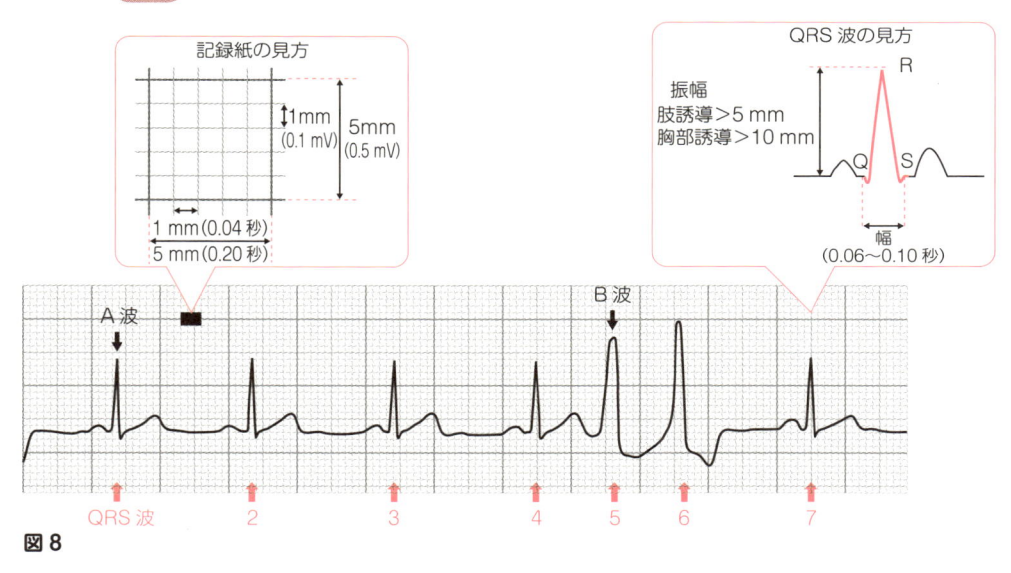

記録紙の見方
1mm (0.1 mV)
5mm (0.5 mV)
1 mm (0.04秒)
5 mm (0.20秒)

QRS波の見方
振幅
肢誘導 >5 mm
胸部誘導 >10 mm
幅 (0.06〜0.10秒)

図8
QRS波 2 3 4 5 6 7

● **(基本的ステップ):ステップ1をみる**

問題5:図9に示される心電図のT波について答えよう.

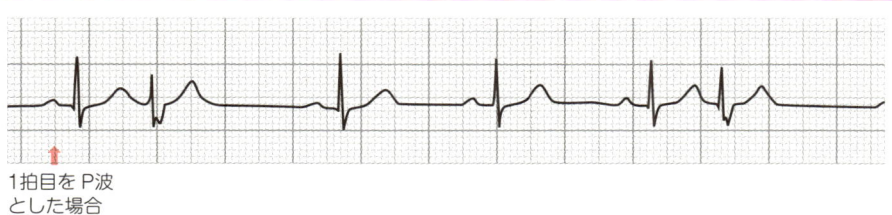

1拍目をP波とした場合
図9

① すべてのT波に矢印(↑など)を付けよう

I. 心電図をみる

② T波はQRS波の少し後にあるが，P波と重なっているのは（　　）拍目と（　　）拍目である

解答　① 図10を参照，② 1，5

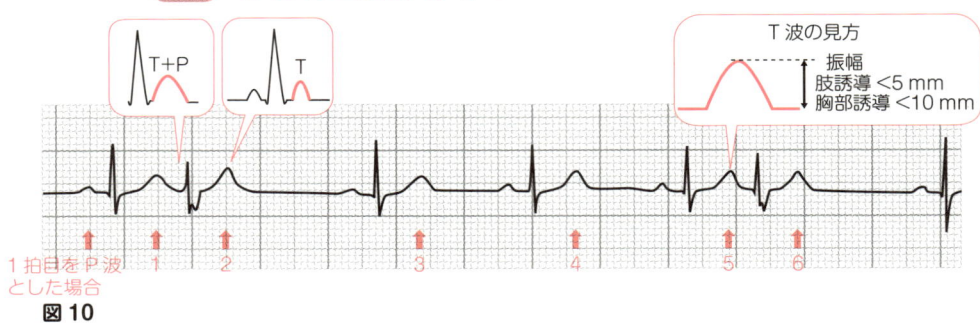

1拍目をP波とした場合
図10

（基本的ステップ）：ステップ2をみる

問題6：図11に示される心電図のRR間隔について答えよう．

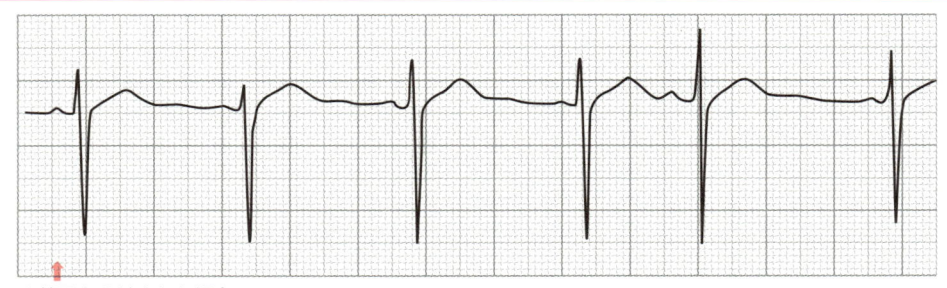

1拍目をP波とした場合
図11

① すべてのRR間隔に矢印（↔ など）を付けよう
② RR間隔が短くなっているのは（　　）拍目である

解答　① 図12を参照，② 5

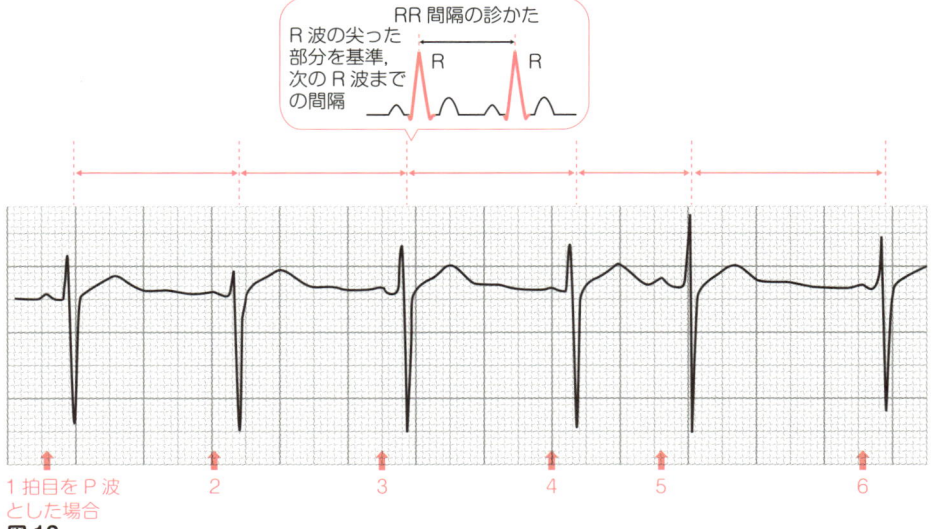

1拍目をP波とした場合
図12

I. 独習トレーニング

● **(基本的ステップ)：ステップ2をみる**
問題7：図13に示される心電図のPP間隔について答えよう．

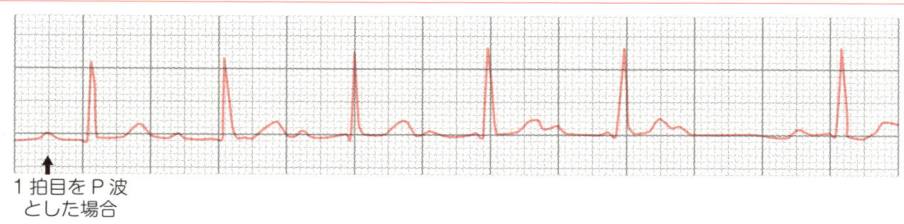

1拍目をP波
とした場合
図13

① すべてのPP間隔に矢印（↔ など）を付けよう
② PP間隔は，（　　　）となっている

解答 ① 図14を参照，② 整

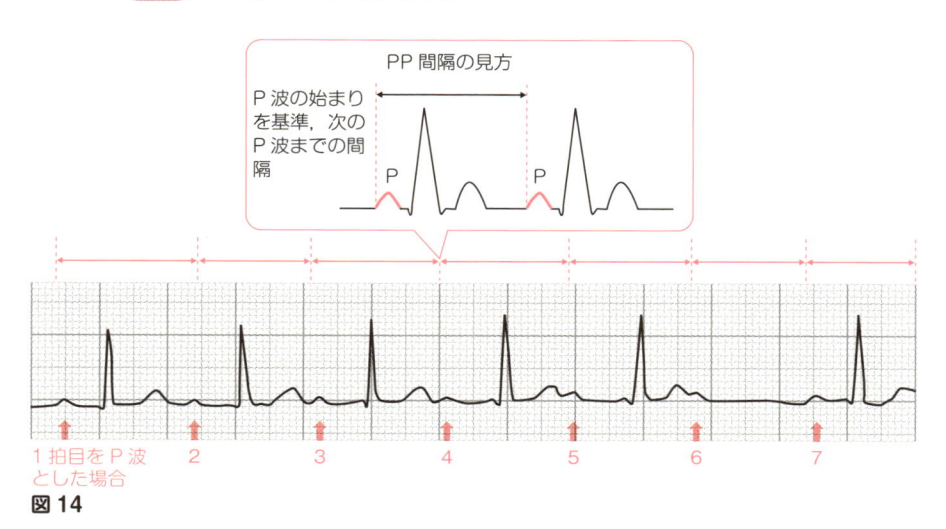

PP間隔の見方
P波の始まり
を基準，次の
P波までの間
隔

1拍目をP波　2　3　4　5　6　7
とした場合
図14

● **(基本的ステップ)：ステップ2をみる**
問題8：図15に示される心電図のPQ間隔について答えよう．

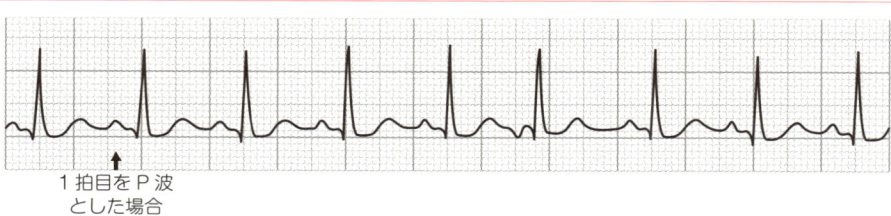

1拍目をP波
とした場合
図15

① すべてのPQ間隔に矢印（↔ など）を付けよう
② PQ間隔が少し短くなっているのは（　　　）拍目である

解答 ① 図16を参照，② 5

91

I. 心電図をみる

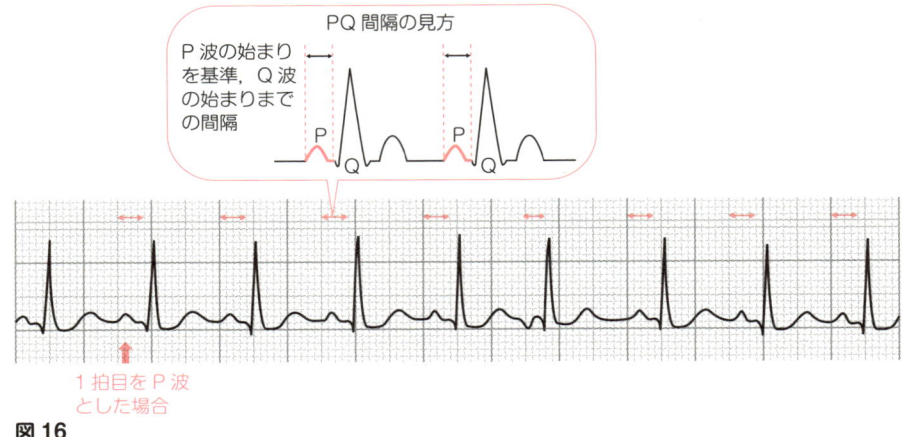

図16

(基本的ステップ)：ステップ2をみる

問題9：図17に示される心電図のRR間隔（AとB）について答えよう．

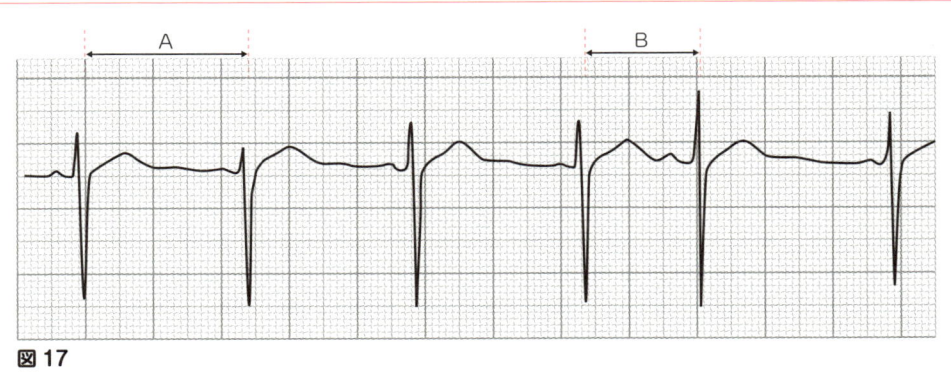

図17

① A：幅は小さな目盛り（　　　）つとほぼ同じ長さなので（　　　）mm，（　　　）秒となる
② B：幅は小さな目盛り（　　　）つとほぼ同じ長さなので（　　　）mm，（　　　）秒となる

解答　① 24，24，0.96，② 16，16，0.64

(基本的ステップ)：ステップ2をみる

問題10：図18に示される心電図のPP間隔（AとBとC）について答えよう．

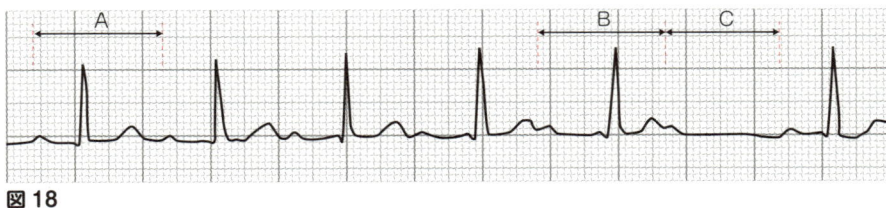

図18

① A：幅は小さな目盛り（　　　）つとほぼ同じ長さなので（　　　）mm，（　　　）秒となる

② B：幅は小さな目盛り（　　）つとほぼ同じ長さなので（　　）mm，（　　）秒となる
　③ C：幅は小さな目盛り（　　）つとほぼ同じ長さなので（　　）mm，（　　）秒となる

解答　① 19，19，0.76，② 19，19，0.76，③ 17，17，0.68

(基本的ステップ)：ステップ2をみる
問題11：図19に示される心電図のPQ間隔（AとB）について答えよう．

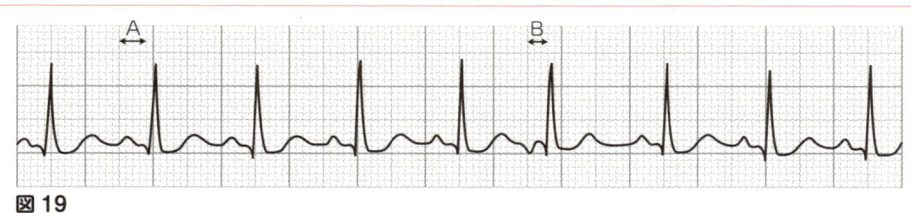

図19

　① A：幅は小さな目盛り（　　）つとほぼ同じ長さなので（　　）mm，（　　）秒となる
　② B：幅は小さな目盛り（　　）つとほぼ同じ長さなので（　　）mm，（　　）秒となる

解答　① 4，4，0.16，② 3，3，0.12

(基本的ステップ)：ステップ3をみる
問題12：図20に示される心電図のRR間隔について答えよう．

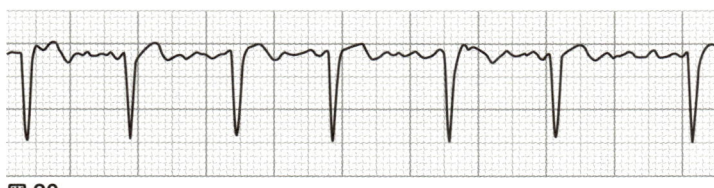

図20

　① すべてのRR間隔に矢印（↔ など）を付けよう
　② RR間隔のリズムは，（一定，突然短縮，突然延長，周期性変化，不定）である

解答　① 図21を参照，② 不定

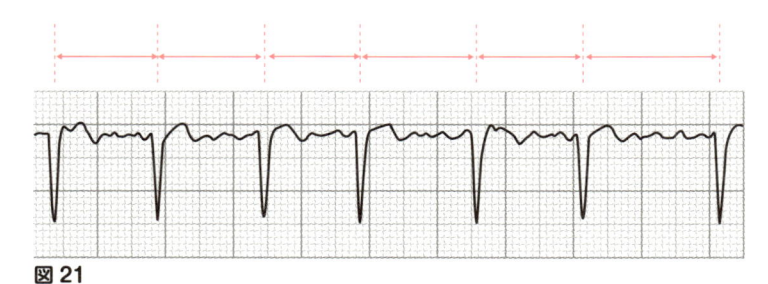

図21

●（基本的ステップ）：ステップ3をみる

問題13：図22に示される心電図のRR間隔について答えよう．

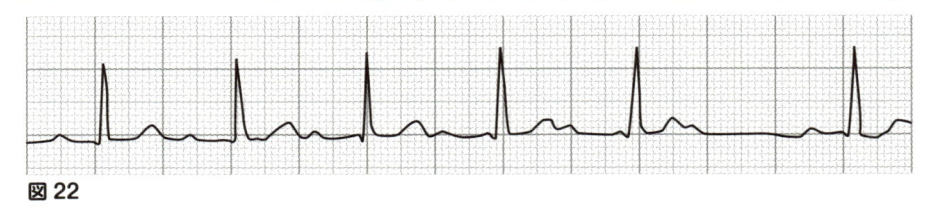

図22

① すべてのRR間隔に矢印（↔ など）を付けよう
② RR間隔のリズムは，（一定，突然短縮，突然延長，周期性変化，不定）である

解答 ① 図23を参照，② 突然延長

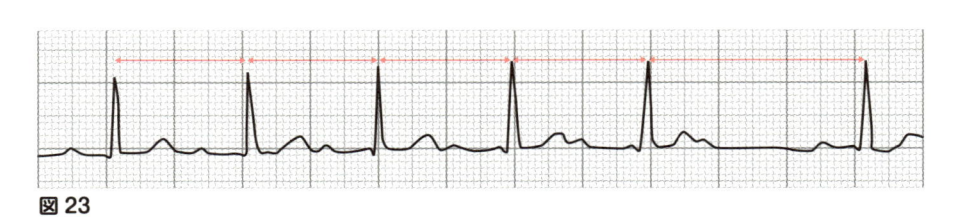

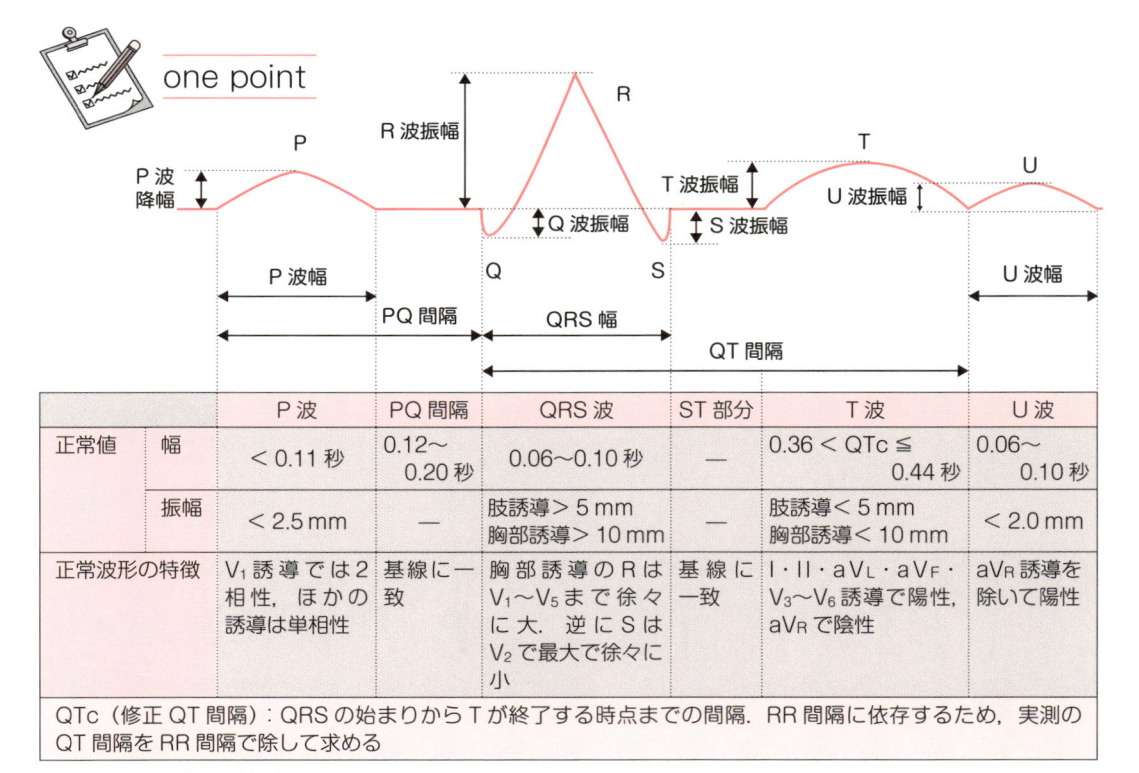

図23

one point

		P波	PQ間隔	QRS波	ST部分	T波	U波
正常値	幅	<0.11秒	0.12～0.20秒	0.06～0.10秒	—	0.36＜QTc≦0.44秒	0.06～0.10秒
	振幅	<2.5mm	—	肢誘導＞5mm 胸部誘導＞10mm	—	肢誘導＜5mm 胸部誘導＜10mm	<2.0mm
正常波形の特徴		V₁誘導では2相性，ほかの誘導は単相性	基線に一致	胸部誘導のRはV₁～V₅まで徐々に大．逆にSはV₂で最大で徐々に小	基線に一致	I・II・aV_L・aV_F・V₃～V₆誘導で陽性，aV_Rで陰性	aV_R誘導を除いて陽性

QTc（修正QT間隔）：QRSの始まりからTが終了する時点までの間隔．RR間隔に依存するため，実測のQT間隔をRR間隔で除して求める

図24 心電図波形の計測

不整脈をみる
問題 14：正常洞調律について，正しくないものを選びなさい．

① リズムが一定
② 心拍数が正常範囲
③ P 波が一定
④ PQ 間隔が 0.25 秒以上
⑤ QRS 波が 0.10 秒以内

解答 ④

解説 **正常洞調律**：リズムが規則的，PP 間隔が一定で 0.6〜1.0 秒，P 波の形が正常で幅は 0.11 秒未満．PQ 間隔は 0.12〜0.20 秒，P 波の後に必ず QRS 波が続き，QRS 波は形が正常で，幅は 0.1 秒以下．

不整脈をみる
問題 15：洞性頻脈について，正しくないものを選びなさい．

① 心拍数は 90 回/分以下となる
② P 波，QRS 波，T 波は必ず同一波形となる
③ P 波と QRS 波は対応ありとなる
④ PQ 間隔は不整となる
⑤ 原因としては，生理的なものでも生じる

解答 ①，④

不整脈をみる
問題 16：洞性徐脈について，正しいものを選びなさい．

① 心拍数は 70 回/分以上となる
② リズムは不定となる
③ P 波，QRS 波の形は同じにならない
④ PQ 間隔は不整となる
⑤ P 波と QRS 波は対応ありとなる

解答 ⑤

不整脈をみる
問題 17：補充収縮について，正しくないものを選びなさい．

① 補充収縮は，生体の防御機能として起こる心臓の収縮である
② 房室結節から刺激が出るのは，心室性補充収縮という
③ ヒス束やプルキンエ線維から刺激が出るのは，房室接合部性補充収縮という
④ 房室接合部性補充収縮は，先行する P 波がなく，P 波と QRS 波が対応しない
⑤ 心室性補充収縮は，RR 間隔がほぼ整となる

解答 ②，③

不整脈をみる
問題 18：洞性不整脈でについて，正しくないものを選びなさい．

① 非呼吸性と呼吸性がある
② 呼吸性不整脈は，吸気により RR 間隔が延長し，呼気とともに短縮する

③ 心拍数は一般に正常範囲のことが多い
④ RR 間隔の変動幅は 0.12～0.16 秒以上である
⑤ PR 間隔は一般に不定となる
解答 ②

不整脈をみる
問題 19：洞不全症候群について，正しくないものを選びなさい．

① 心房の急性な機能不全により生じる
② 著しい洞性徐脈や洞停止を呈する
③ 臨床的には，ルーベンシュタインの分類を利用する
④ アダムス-ストークス症候群を生じやすい
⑤ 徐脈頻脈症候群もその 1 つである
解答 ①

不整脈をみる
問題 20：洞不全症候群で出現する不整脈について，正しくないものを選びなさい．

① I 型：狭義の洞機能不全であり，高度の徐脈（50 回/分以下）を示す
② II 型：洞停止では基本の PP 間隔の整数倍を示さない
③ II 型：洞房ブロックでは基本の PP 間隔の整数倍を示す
④ III 型：徐脈頻脈症候群は PP 間隔の不整を示す
⑤ III 型：徐脈頻脈症候群では，幅広い QRS 波となる
解答 ⑤

不整脈をみる
問題 21：心房性期外収縮について，正しくないものを選びなさい．

① P 波の形が異なる
② RR 間隔が整となる
③ 加齢などによる生理的なものではみられない
④ P 波と QRS 波は対応している
⑤ QRS 波は形と向きは同じで，幅は狭くなる
解答 ②，③

不整脈をみる
問題 22：発作性上室性頻拍について，正しくないものを選びなさい．

① 心房などに発生源をもつ頻脈発作である
② 150～250 回/分の頻脈となる
③ RR 間隔は不整となる
④ 発生機序は興奮旋回が原因となる
⑤ P 波は変形（陰性 P 波）したり，QRS 波に隠れたりして不明瞭となる
解答 ③

不整脈をみる
問題 23：心房細動について正しいものを選びなさい．

① P 波が必ずみられる

② RR 間隔は整となる
③ QRS 波は幅広くなり，形が変形する
④ 基線は細かく揺れ，細動波（f 波）がみられる
⑤ P 波と QRS 波は対応している
解答 ④

不整脈をみる
問題 24：心房粗動について，正しくないものを選びなさい．

① P 波は欠如する
② RR 間隔は不整となる
③ QRS 波の形と向きは同じで，幅は狭くなる
④ 基線はのこぎり状の波形で粗動波（F 波）がみられる
⑤ "3：1 伝導" は，3 つの F 波に対して 1 つの QRS 波が出現する
解答 ②

不整脈をみる
問題 25：房室接合部性期外収縮について，正しくないものを選びなさい．

① 電気刺激が房室結節を含む房室接合部から発生する
② 心房性期外収縮と波形がきわめてよく似ているため，鑑別が難しい
③ P 波は下向きの波形（陰性 P 波）を示す
④ PR 間隔は突然に短縮する（基本の PP 間隔の 2 倍にならない）
⑤ QT 間隔は不整となる
解答 ⑤

不整脈をみる
問題 26：房室ブロック（I 度）について，正しくないものを選びなさい．

① 心房から心室への伝導時間が遅延している
② P 波と QRS 波は，対応している
③ QRS 波は形と向きは同じで，幅は狭くなる
④ RR 間隔は不整となる
⑤ PQ 間隔は 0.21 秒以上延長となる
解答 ④

不整脈をみる
問題 27：房室ブロック（II 度）について正しいものを選びなさい．

① 時々，心房から心室への刺激が中断してしまう
② ウェンケバッハ型は，PQ 間隔の周期性変化がなく QRS 波が脱落する
③ モビッツ型は，PQ 間隔の周期性変化がみられる
④ ウェンケバッハ型は，QRS 波が形と向きは同じ，幅は狭くなる
⑤ モビッツ型は，P 波と QRS 波が対応している
解答 ①，④

I. 心電図をみる

不整脈をみる
問題 28：高度房室ブロックについて，正しくないものを選びなさい．

① RR 間隔は一定となる
② QRS 波の脱落は，数拍に 1 回の割合で起こる
③ QRS 波は幅広くなり，変形する
④ 3：1 房室ブロックは，P 波と QRS 波の脱落が 3 回のうち 1 回伝わるものをいう
⑤ 長い心停止発作をきたすことがあり，アダムス-ストークス発作の出現につながる

解答 ③

不整脈をみる
問題 29：房室ブロック（III 度）について，正しくないものを選びなさい．

① 心房と心室への伝導が完全に途絶えている状態である
② QRS 波は形と幅がバラバラになる
③ RR 間隔は，不整となる
④ P 波と QRS 波は対応なし，QRS 波の頻度は少ない
⑤ ブロックの部位が低いほど，補充収縮の QRS 幅が広くなる

解答 ③

不整脈をみる
問題 30：心室性期外収縮について，次の文章の（　　）内に適切な語句を，下記の a〜n のなかから選びなさい．

① 心室性期外収縮は，洞結節以外の（　）から通常の周期よりも早い時期に電気刺激が出て，心室に興奮が伝達する不整脈である
② 30 個/時以上見られる場合は，（　）という
③ 早期興奮の発生場所が 2 カ所以上あるもの（形が異なる）は，（　）という
④ 期外収縮の 2 連発は（　），3 連発以上は（　）という
⑤ T 波の頂上付近の時期に出現するものは，（　）という
⑥ 期外収縮が 2 拍おきに起こるものは，（　）という
⑦ 期外収縮を挟む 2 つの心拍の RR 間隔が，ほかの洞調律の RR 間隔の 2 倍となることを（　）という
⑧ 期外収縮を挟む 2 つの心拍の RR 間隔が，ほかの洞調律の RR 間隔と同じになることを（　）という

　　a. 多源性　b. 一源性　c. ペア　d. R on T 型　e. 2 段脈　f. 3 段脈　g. 心室
　　h. 心房　i. 房室結節　j. 散発性　k. 多発性　l. ショートラン　m. 代償性　n. 間入性

解答 ① g，② k，③ a，④ c, l，⑤ d，⑥ f，⑦ m，⑧ n

不整脈をみる
問題 31：心室性期外収縮とラウンの分類について，正しくないものを選びなさい．

① 3 連発以上　　− grade 4 b
② 単発性　　　　− grade 1
③ 多源性　　　　− grade 3
④ 多発性　　　　− grade 2
⑤ R on T 型　　　− grade 0

98

解答 ⑤

不整脈をみる
問題 32：心室性期外収縮（単発性）について，正しくないものを選びなさい．

① P 波は欠如する
② QRS 波は幅広く，形は大きい
③ T 波は，幅広い QRS 波と逆向きになる
④ RR 間隔は，突然延長する
⑤ 健常者にもみられることがある

解答 ④

不整脈をみる
問題 33：心室性期外収縮（多源性）について，正しくないものを選びなさい．

① P 波は欠如する
② QRS 波は幅広く，形は同じとなる
③ T 波は，幅広い QRS 波と逆向きになる
④ RR 間隔は，突然短縮する
⑤ P 波と QRS 波は対応なく，先行する P 波がない

解答 ②

不整脈をみる
問題 34：心室性期外収縮（連発性）について，正しくないものを選びなさい．

① P 波は欠如する
② QRS 波は 2 連発以上の幅広い波形となる
③ T 波は，幅広い QRS 波と逆向きにならない
④ RR 間隔は，突然短縮する
⑤ 形の違う幅広い QRS 波が連続する場合は，異所性の刺激発生源が数カ所となる

解答 ③

不整脈をみる
問題 35：心室性期外収縮（R on T 型）について，正しくないものを選びなさい．

① P 波は欠如する
② QRS 波は先行の T 波に重なり幅広く，形は大きくなる
③ T 波は，幅広い QRS 波と逆向きになる
④ PP 間隔は，突然短縮する
⑤ 致死性不整脈へ移行する可能性が高い

解答 ④

不整脈をみる
問題 36：心室頻拍（単形性）について，正しくないものを選びなさい．

① P 波は不明瞭となる
② QRS 波は 3 連発以上の幅の広い QRS 波，形が異なるさまざまな波形となる
③ T 波は，幅広い QRS 波と逆向きになる
④ RR 間隔は，整となる

⑤ 血行動態が破綻し，突然死の原因となる
解答 ②

不整脈をみる
問題 37：心室頻拍（多形性）について，正しくないものを選びなさい．

① P 波は不明瞭とならない
② QRS 波は幅の広い，さまざまな形（さまざまに変化）が連続する
③ T 波は，幅広い QRS 波と逆向きになる
④ RR 間隔は，不整となる
⑤ 血行動態が破綻し，突然死の原因となる
解答 ①

不整脈をみる
問題 38：心室頻拍（トルサードドポアンツ）について，正しくないものを選びなさい．

① P 波はみられない
② QRS 波は形がバラバラ，幅が広く周期的に少しずつ変化する
③ T 波は，幅広い QRS 波と逆向きになる
④ RR 間隔は，整となる
⑤ P 波と QRS 波は対応しない
解答 ④

不整脈をみる
問題 39：心室細動について，正しくないものを選びなさい．

① P 波はみられない
② QRS 波はみられない
③ 150〜300 回/分ぐらいの周期で，基線が不規則に揺れている
④ RR 間隔は，整となる
⑤ 心臓のポンプ機能が完全に失われた心停止の状態となる
解答 ④

不整脈をみる
問題 40：脚ブロック（右脚）について，正しくないものを選びなさい．

① 完全右脚ブロックでは，右心室に刺激を伝えることができない（右心室には左脚から伝わった刺激で興奮する）
② 不完全右脚ブロックでは，QRS 波の幅が 0.12 秒以上となる
③ 幅広い QRS（胸部誘導・V_1，V_5，V_6）がみられる
④ P 波と QRS 波は対応している
⑤ T 波は，V_1 誘導で下向き，V_5，V_6，I 誘導で上向きを示す
解答 ②

不整脈をみる
問題 41：脚ブロック（左脚）について，正しくないものを選びなさい．

① 左脚ブロックは，前枝または後枝ブロックに分けることができる
② 完全左脚ブロックでは，QRS 波の幅が 0.12 秒以上となる

③ 幅広い QRS（胸部誘導・V_1, V_5, V_6）がみられる
④ P 波と QRS 波は対応している
⑤ T 波は，V_1 誘導で下向き，V_5, V_6, I 誘導で上向きを示す

解答 ⑤

II. 運動中にみられる心電図の変化

II. 運動中にみられる心電図の変化

1. 生理的反応

生理的反応

V5　運動前　運動初期　運動中期　最大運動　運動後1分　運動後3分

P波　→波形の高さが高くなる
PR部分→短縮して下向きに傾斜する
Q波　→わずかに陰性が大きくなる
R波　→最大運動時には低くなる
S波　→波形の高さが深くなる
ST部分→偽陽性のST低下を認めることもある
T波　→最大運動時には高くなってくる
U波　→ほとんど変化しない

生理的反応（偽陽性）

2mm以上のST下降　→　1分以内に基線に戻る

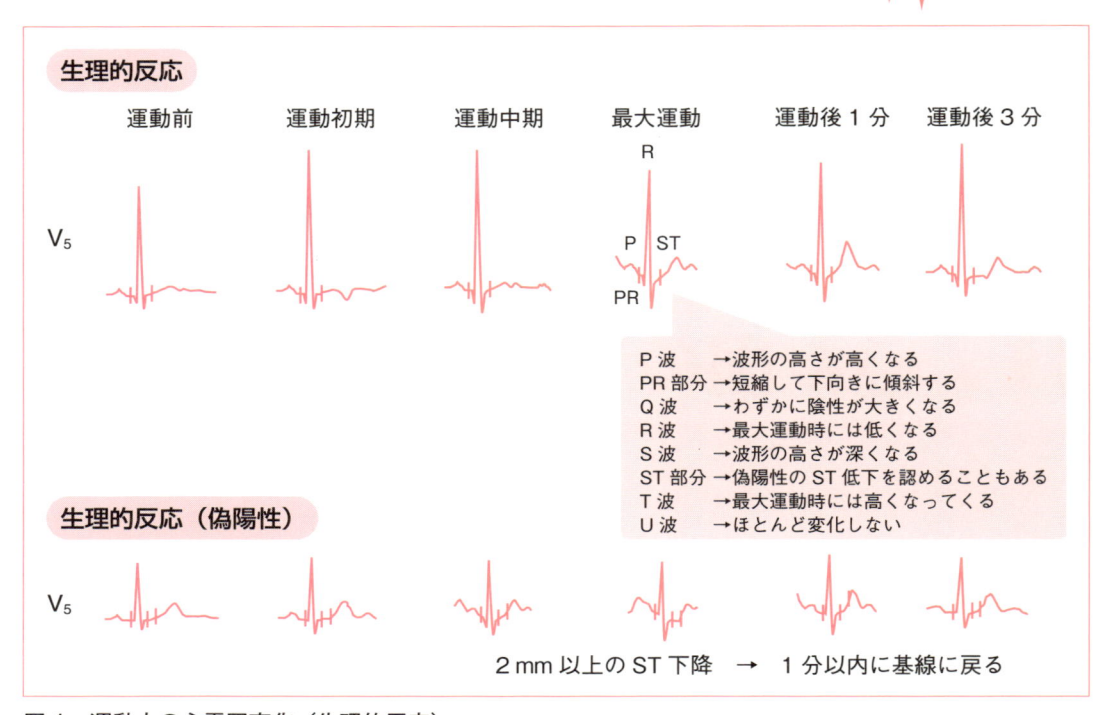

図1　運動中の心電図変化（生理的反応）
（川久保 清．運動負荷心電図．医学書院；2000．p.14，図12より許諾を得て抜粋）

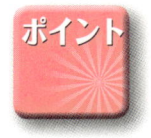

ポイント
- 波形変化や不整脈などの心電図所見
  →重症度を判断するうえで重要
- P波やQRS波などの波形変化＝生理的反応（健常者でみられる）と異常反応に分けられる．

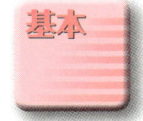

基本

生理的反応（図1）

- P波→波形の高さが高くなる．
  - 心拍数の増大に伴い，とがった高い波形となる（偽肺性P）＝下壁誘導で顕著
  - 心拍数が著しく速くなると，P波とT波がしばしば部分的に，あるいは全体的に融合して1つの大きな波となる．波形の幅には変化がみられない．
- PR部分→短縮して下向きに傾斜する．
  - 心拍数の増大に伴い，短縮する．

- ・下向きの傾斜は，P波が高くなって生じる，あるいは心房再分極（Ta波）による．
- ● Q波→わずかに陰性が大きくなる．
  - ・安静時の値から，ほとんど変化しない．
  - ・最大運動時にわずかに陰性が大きくなる＝V_5誘導でみられる．
- ● R波→やや波形の高さが高くなり，最大運動時には低くなる．
  - ・心拍数の増大（120〜130回/分）に伴い，やや高くなる．さらに，心拍数の増大につれて低くなり，最大運動時と終了後1分間で最大となる＝V_5誘導でみられる．
- ● S波→波形の高さが深くなる．
  - ・心拍数の増大に伴い高さが深くなり，終了後には徐々に安静時の値に戻る＝V_5とaV_F誘導でみられる．
- ● ST部分→偽陽性のST低下を認めることもある．
  - ・性別（女性に偽陽性が多い），体位，食事，過換気，薬剤（ジギタリスの影響など），運動などの影響を受ける．
  - ・偽陽性のST低化→運動中に症状がなく，2mm以上のST下降があるのに，1分以内に基線に戻る．運動後に初めて出現するST下降などの所見がみられる．
- ● T波→波形の高さが低くなり，最大運動時には高くなってくる．
  - ・運動初期には，波形の高さが低くなる．最大運動時は高くなり，終了後1分間で安静時と同じになる．
- ● U波→ほとんど変化しない
  - ・安静時の値から，ほとんど変化しない．
  - ・心拍数の増大に伴い，T波とP波が近づくため識別しにくくなる．

2. 異常反応

運動前　運動初期　運動中期　最大運動　運動後1分　運動後3分

V₅

P波の変化→心房負荷の指標
Q波　　　→心筋虚血の判定基準
R波　　　→診断基準に至るほどの精度がない
ST部分　→心筋虚血の判定基準
T波　　　→ST変化を伴わないT波の変化は，心筋虚血の評価に関与しない
U波　　　→心筋虚血と関連

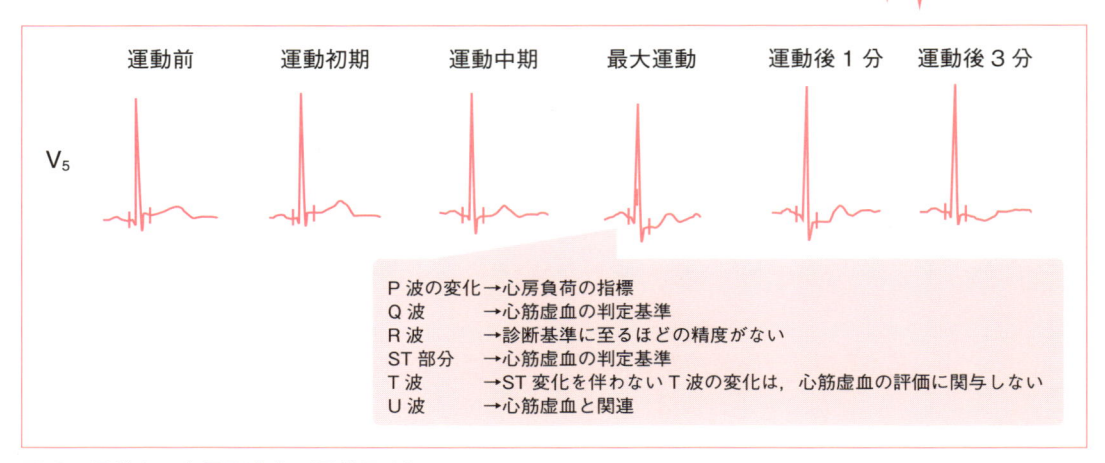

図2　運動中の心電図変化（異常反応）
（川久保 清．運動負荷心電図．医学書院；2000．p.14，図12より許諾を得て一部改変し転載）

正常
右房負荷
左房負荷
両房負荷

Macruz' index

正常値　　→1.0以上，1.6以下
右房負荷時→1.0未満に低下（P波の幅が延長しないが，PQ間隔が延長する）
左房負荷時→1.6以上に増加（P波の幅が延長するが，PQ間隔が延長しない）
両房負荷　→偽正常化（P波の幅とPQ間隔が延長するため相殺）

幅（秒）
P波の陰性部分
深さ（mm）

正常値→+0.01～-0.03
異常値→-0.04以下

Morris' index

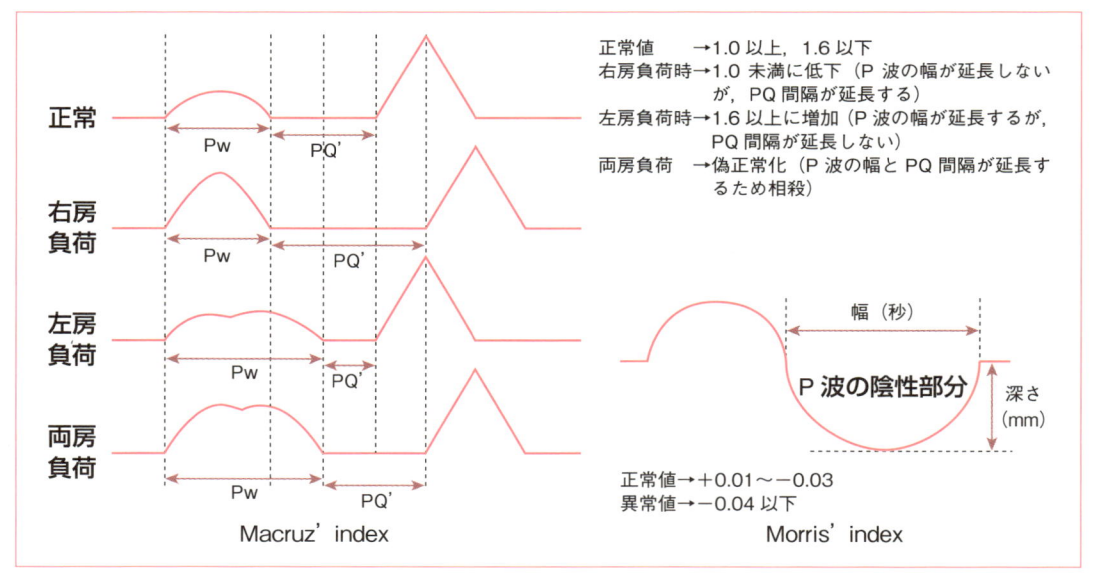

図3　P波とPQ間隔の変化
（上嶋健治．運動負荷試験Q&A110．南江堂；2002．pp.50-51，図17, 19より許諾を得て改変し転載）

基本

異常反応（図2）

● P波の変化→心房負荷の指標（Macruz' index, Morris' index）となる＝左房負荷時に値が大きくなる．

2. 異常反応

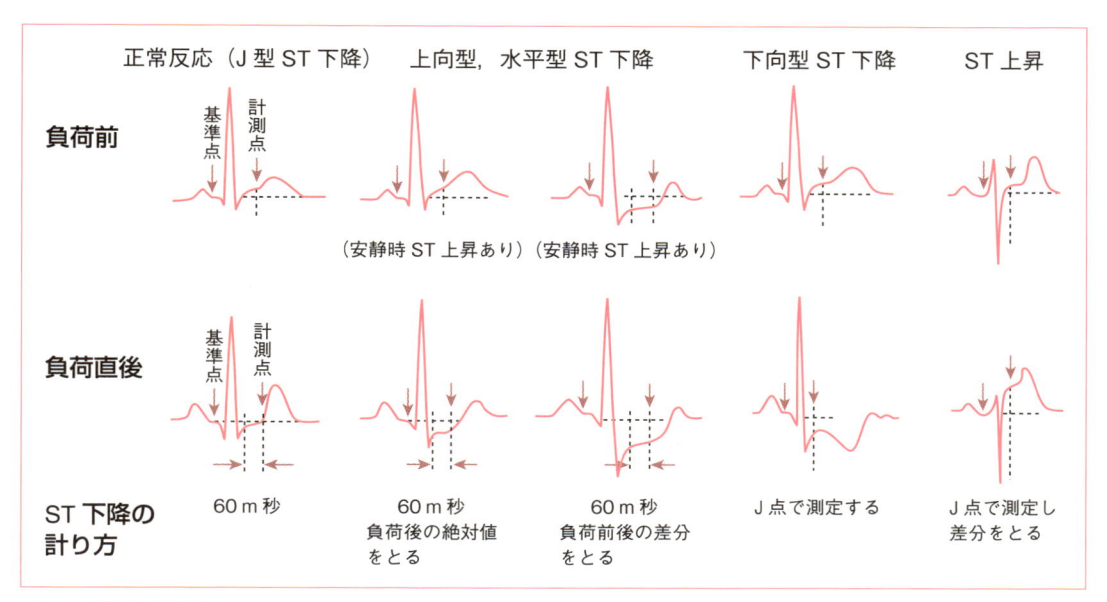

図4 STの計測法 (60 m秒 = 0.06秒)
(川久保 清. 運動負荷心電図. 医学書院；2000. p.15, 図13 より許諾を得て転載)

- Macruz' index (**図3**) = $\dfrac{\text{P波の幅（時間）：Pw}}{\substack{\text{P波の終末から}\\\text{Q波の始点まで}\\\text{（時間）：PQ'}}}$ （どれもⅡ誘導）

- Morris' index (**図3**) = P波の幅×P波の深さ （どれもV₁誘導）

虚血所見と関連→T波が陽転（あるいは尖鋭）化し，それに伴いST上昇が下に凸の形を示す
収縮異常と関連→T波の陽転がなく上に凸の形をしたST上昇

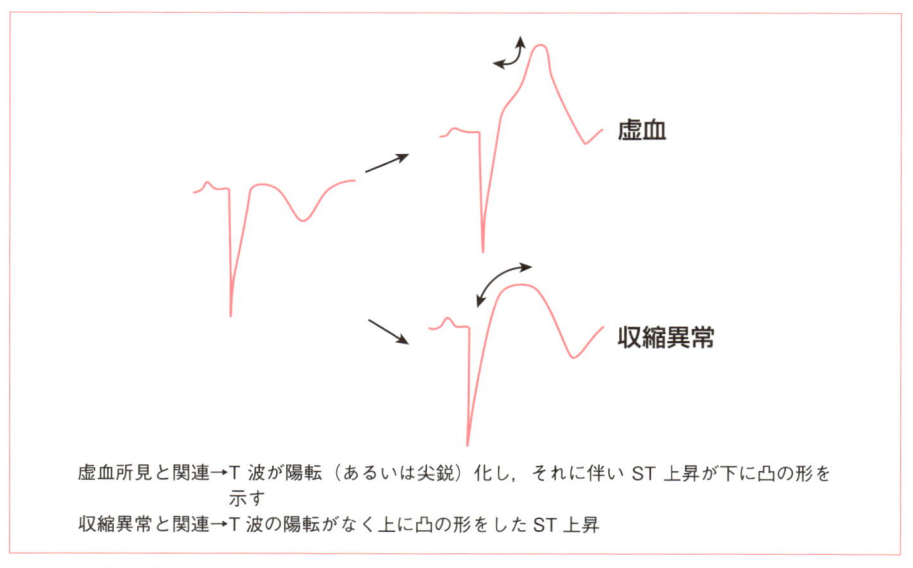

図5 心筋梗塞症例におけるST上昇
(上嶋健治. 運動負荷試験Q&A110. 南江堂；2002. p.74, 図29 より許諾を得て改変し転載)

- Q 波→心筋虚血の判定基準
    - 虚血性心疾患では中隔性 q 波（V_5 などの側壁誘導にみられる小さな q 波）が不変か，あるいは浅くなる．
- R 波→診断基準に至るほどの精度がない．
    - 虚血性心疾患では，波形が高くなる．
- ST 部分→心筋虚血の判定基準
    ＝程度の評価だけでなく，低下したパターンも重要
    ① ST 部分の低下（J 点から 0.06 秒ないし 0.08 秒後方での計測）
        陽性：0.1 mV（1 mm）以上の低下，水平型や下降型のパターン（図 4）
        （J 点：QRS 波の終末で T 波との接合部分）
    ② ST 部分の上昇（J 点から 0.06 秒ないし 0.08 秒後方での計測）
        陽性：0.1 mV（1 mm）以上の上昇
- T 波→ ST 変化を伴わない T 波の変化は，心筋虚血の評価に関与しない．
    - ST 変化を伴わない T 波だけの変化は，非特異的所見（安静時の陰性 T 波が運動中や回復期に陽性化する所見も同様）
- U 波→心筋虚血と関連
    - 運動に伴う陰転化は，冠状動脈の病変（心筋虚血と関連）
    - 陰性 U 波は左室肥大や冠動脈疾患，大動脈および僧帽弁逆流に伴って出現→左室の異常な拡張性と関係

メモ
- ST 上昇は心筋梗塞の既往の有無により，その意義が異なる．
    ① 心筋梗塞の既往がある．
        →心筋虚血と心筋の壁運動異常（dyskinesia）が原因
        →心筋虚血と関連：T 波が陽転（あるいは尖鋭）化して，ST がそれに伴って下に凸の形で上昇する（図 5）．
        →収縮異常と関連：T 波の陽転がなく，上に凸の形で上昇する．
    ② 心筋梗塞の既往がない．
        →貫壁性の心筋虚血と関連し，冠動脈の近位部狭窄や攣縮の存在
- J 点から 0.06 秒ないし 0.08 秒での計測
    - J 点から→ 0.08 秒でもよい（心拍数が高いと，増高した T 波に ST 計測点がかかってしまう）．
        → 0.06 秒（増高した T 波に ST 計測点がかからない）

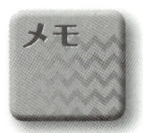

3. 運動負荷心電図の判定基準

表1 運動負荷心電図の虚血判定基準

確定基準	●ST下降：水平型ないし下降型で0.1 mV以上 　　　　　J点から0.06秒後ないし0.08秒後で測定 ●ST上昇：0.1 mV以上 ●安静時ST下降がある場合：水平型ないし下降型で付加的な0.2 mV以上のST下降
参考所見	●上向き型ST下降：ST部の傾きが小さく（1 mV/秒以下）0.1 mV以上 ●陽性U波の陰転化
偽陽性を示唆する所見	●HR-STループが反時計方向回転 ●運動後徐々に水平型・下降型に変わり長く続く0.1 mV程度のST下降

HR-STループとは，負荷時から回復時のST部分と心拍数の関係を経時的に評価して，虚血性心疾患の診断精度や重症度評価を行うものである．
(横山光宏ほか．慢性虚血性心疾患の診断と病態把握のための検査法の選択基準に関するガイドライン．Heart View 2002；6：1210-1219より)

表2 心筋梗塞後における運動負荷心電図の虚血判定基準

確定基準	●ST下降：水平型ないし下降型で0.1 mV以上 ●安静時ST下降がある場合：水平型ないし下降型で付加的に0.2 mV以上
参考所見	●異常Q波誘導のST上昇は虚血と断定できない ●異常Q波誘導のST上昇を伴って対側誘導に出現するST下降は虚血と断定できない ●陰性T波の陽転は虚血と関係なく，ほとんどの症例で起こる

(横山光宏ほか．慢性虚血性心疾患の診断と病態把握のための検査法の選択基準に関するガイドライン．Heart View 2002；6：1210-1219より)

ポイント
●水平型ないし下降型の0.1 mV以上のST下降（安静時にST下降がある場合には0.2 mV以上）

II. 独習トレーニング

問題1：運動負荷中にみられる心電図（生理的反応）について，正しくないものを選びなさい．

① P波　　→波形の高さが高くなる
② PR部分→短縮して下向きに傾斜する
③ Q波　　→わずかに陰性が大きくなる
④ R波　　→やや波形の高さが高くなり，最大運動時には低くなる
⑤ S波　　→波形の高さが深くなる
⑥ ST部分→偽陽性のST低下は認めない
⑦ T波　　→波形の高さが低くなり，最大運動時には高くなってくる
⑧ U波　　→ほとんど変化しない

解答　⑥

問題2：運動負荷中にみられる心電図（異常反応）について，正しくないものを選びなさい．

① P波　　→心房負荷の指標（Macruz' index，Morris' index）が変化する
② Q波　　→虚血性心疾患では，中隔性q波（V_5などの側壁誘導にみられる小さなq波）が不変か，あるいは浅くなる
③ R波　　→虚血性心疾患では，波形が高くなる
④ ST部分→ST上昇は心筋梗塞の既往の有無により，その意義が異なる
⑤ T波　　→ST変化を伴わないT波の変化は，心筋虚血の評価に関与しない
⑥ U波　　→陰転化は，心筋虚血と関連する

解答　すべて正解

問題3：ST部分の判定について，正しくないものを選びなさい．

① ST計測点は，J点となる
② 心筋虚血の判定に重要となり，その程度だけでなく，低下したパターンも大切である
③ 低下を陽性と判定する基準は，0.1 mV（1 mm）以上，水平型や下降型のパターンである
④ 上昇を陽性と判定する基準は，0.1 mV（1 mm）以上である
⑤ 心筋梗塞の既往があるときの上昇は，心筋虚血と心筋の壁運動異常（dyskinesis）が原因となる

解答　①

Ⅲ. 心臓のことを すこし理解しよう

III. 心臓のことをすこし理解しよう

1. 酸素搬送系とは

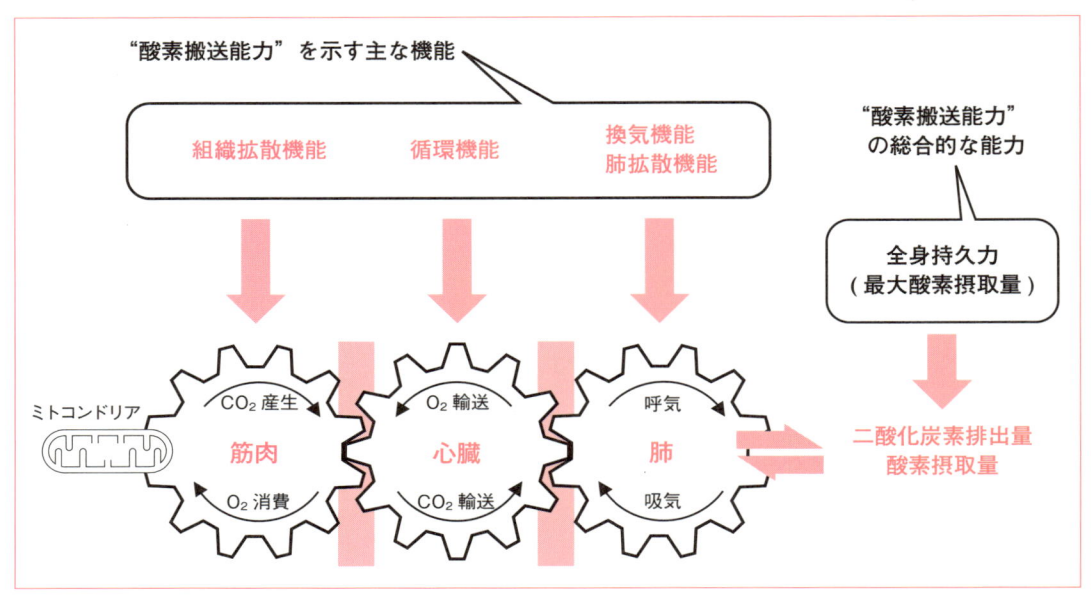

図1 酸素搬送系の模式図
(Wasserman K, et al. Exercise testing and interpretation; an overview. Principles of exercise testing and interpretation. Philadelphia, Les & Febiger; 1987. p.2 をもとに作成)

ポイント
- 身体（作業）活動の生理学的変化を理解するためには，呼吸・循環・代謝の相互関連＝"酸素搬送系"が重要となる（図1）．
- 酸素搬送系は，個々の臓器の働きというよりは全体の"系"としてとらえていく．

基本
- 生体の細胞が機能を維持し，生命を維持するためには酸素が必要
  → 酸素が細胞までに輸送＝"酸素搬送"されることが必須
- 身体（作業）活動の継続は，生体にとって最も重要なこと
  → 運動（作業）量に見合った酸素を肺から取り込む（換気）→心臓（酸素と二酸化炭素の輸送）→末梢循環を通じて骨格筋への酸素輸送（筋活動）＝酸素搬送系
  → 心臓による血液の拍出，末梢筋における有効な酸素利用，肺における有効な換気の3つの歯車が必要であり，この歯車が連関することが重要となる．

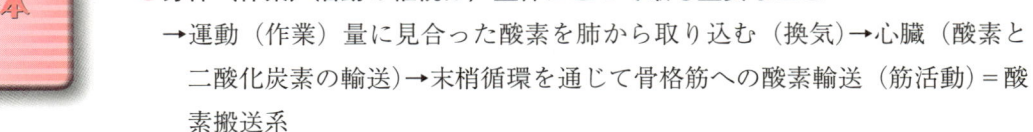

表1 "酸素搬送能力"を示す主な機能

換気機能	$Vt \times f \times FIO_2 \times \left(\dfrac{FEN_2}{FIN_2}\right) - FEO_2$

Vt：1回換気量，f：呼吸数，$FEO_2 \cdot FIO_2$：呼気および吸気酸素濃度，$FEN_2 \cdot FIN_2$：呼気および吸気窒素濃度

肺拡散機能	$DLO_2 \times (PAO_2 - PCO_2)$

DLO_2：肺酸素拡散容量，$PAO_2 \cdot PCO_2$：肺胞および肺毛細血管酸素分圧

換気・血流比	$\dfrac{\dot{V}A}{\dot{Q}}$

$\dot{V}A$：肺胞換気量，$\dot{Q}$：肺毛細血管血流量

循環機能	$CO = SV \times HR$

CO：心拍出量，SV：1回拍出量，HR：心拍数

組織拡散機能	$DtO_2 \times (PaO_2 - PtO_2)$

DtO_2：組織酸素拡散容量，$PaO_2 \cdot PtO_2$：動脈血および組織酸素分圧

メモ

● 換気機能とは
→肺に出入りする空気の量で評価．スパイロメトリーは換気機能を測定する基本的な検査．この検査によって肺の容積が減少しているのか（拘束性換気障害），息が吐きにくくなっているか（閉塞性換気障害）がわかる（表1）．

● 肺拡散機能とは
→肺胞で，空気と静脈血のあいだで酸素と二酸化炭素の受け渡し＝拡散する能力．肺拡散機能は肺胞から肺毛細血管へのガス取り込み量を測定することによってわかる．身体活動時には**肺胞毛細血管還流面積（拡散面積）**が増加するため，肺拡散機能が増す．

● 換気・血流比
→換気と血流比も重要．生理的な換気血流比不均等分布があるものの，不均等の度合いはそれほど大きくない．身体活動時には**換気・血流比の肺内分布がより均一になり，ガス交換の効率が**改善される．

● 循環機能とは
→ポンプのように血液を送り出す心臓と，動脈，静脈の脈管系からなり，体循環と肺循環の2系列に分けられる．循環の原動力となっているのが，心臓のポンプ能力である．

● 組織拡散機能とは
→細胞の内と外とを区別する生体膜は，酸素や二酸化炭素などの物質を輸送＝拡散する機能（生体膜が物質を通過させ，その物質の通過量を調節する機能）があり，生理的機能を調節している．

● 全身持久力とは
→ 3分以上の比較的長時間の運動を続けることのできる能力のこと．指標には最大酸素摂取量があり，運動耐容能ともいわれる．
→ 体力には大きく分けて，全身持久力，筋持久力，瞬発力の3つがある．
　筋持久力：全力で30秒から3分程度の運動をする場合に要求される能力のこと
　瞬発力：30秒以下の短時間に大きな力を発揮する能力のこと

● $\dot{V}E$ や $\dot{V}O_2$ の意味

→ "V" は volume（量）を示す
→ "E" は，換気，"O_2" は酸素を示す
→ "E" "O_2" についた "V" の上に表示されている・（ドット）は，一定の時間に基づいた数値であることを示す．つまり，$\dot{V}E$，$\dot{V}O_2$ は時間内（1分間）の換気量や酸素量を示す．

2. 心臓はポンプ能力の優れもの

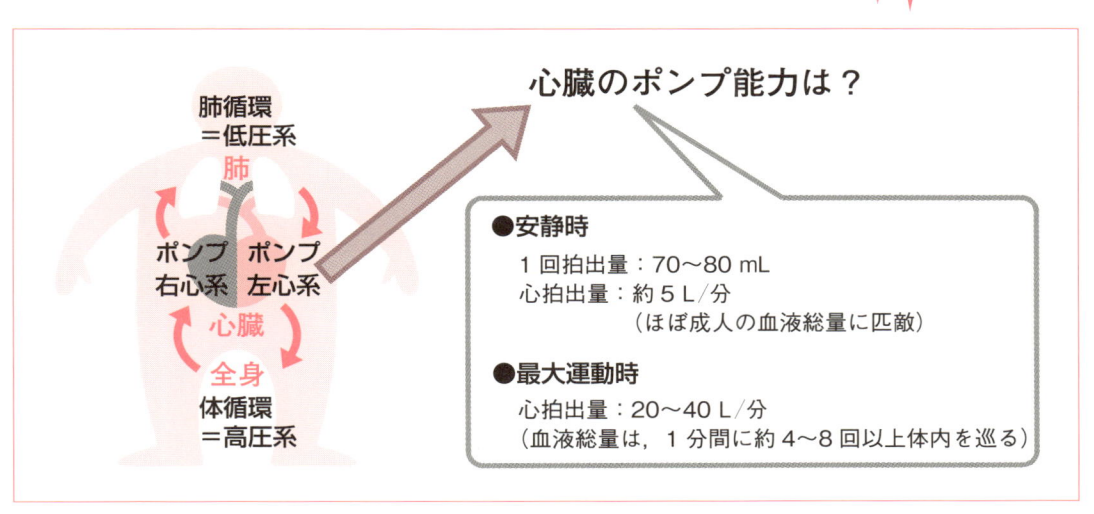

肺循環
＝低圧系
肺
ポンプ　ポンプ
右心系　左心系
心臓
全身
体循環
＝高圧系

心臓のポンプ能力は？

● 安静時
　1回拍出量：70〜80 mL
　心拍出量：約 5 L/分
　　（ほぼ成人の血液総量に匹敵）

● 最大運動時
　心拍出量：20〜40 L/分
　　（血液総量は，1分間に約4〜8回以上体内を巡る）

図2　心臓のポンプ能力

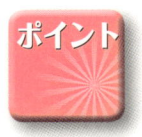

ポイント
- 心臓は全身に血液を送り出すポンプの役割をしている．（図2）
  → 心臓のポンプ能力＝拍出量

基本
- 拍出量→1回拍出量（SV＝1回の収縮により拍出する血液量）と心拍出量（CO＝1分間に拍出する血液量）で表される．
- CO（L/分）＝SV（L）×心拍数（HR，回/分）
  → 心臓のポンプ能力を正確に表すためには，体格による補正を行う．
  補正によく用いられるのは，COを体表面積（BSA）で割った心係数（CI）である．
  【心係数（CI）】（単位＝ L/分/m²）

$$CI = \frac{CO}{BSA}$$

リハビリテーションのポイント
- 一次救命処置（BLS）による胸骨圧迫法でCOが得られる機序
  → 胸骨圧迫は100回/分．心臓を外側から圧迫，胸腔内圧を上昇させる．
  → 圧迫の解除をすみやかに行い，解除時には胸腔内圧を低くして心臓や肺への胸腔外からの血液の戻りを促進させる．

3. 心臓のポンプは酸素搬送系のかなめ

心臓のポンプ能力が＝順調 → 十分な血液がくるよ

心臓のポンプ能力が＝低下 → 少ししか血液がこないよ…

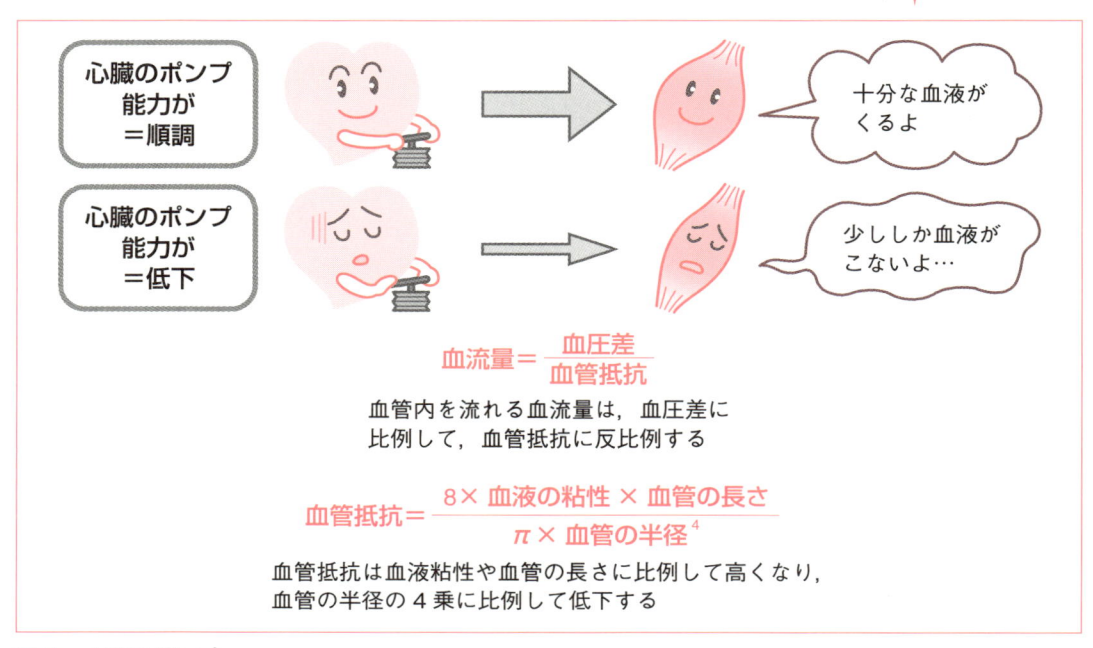

$$血流量 = \frac{血圧差}{血管抵抗}$$

血管内を流れる血流量は，血圧差に比例して，血管抵抗に反比例する

$$血管抵抗 = \frac{8 \times 血液の粘性 \times 血管の長さ}{\pi \times 血管の半径^4}$$

血管抵抗は血液粘性や血管の長さに比例して高くなり，血管の半径の4乗に比例して低下する

図3　心臓のポンプ

ポイント

- 身体（作業）活動時には大部分の酸素を体外から大量に取り込み，これを骨格筋（活動筋）に送り込む（図3，表2）．
  - → 心臓のポンプ能力が低下すると，活動筋へ十分な血液（酸素）供給ができない．

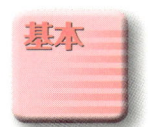

基本

- 身体（作業）活動の limiting factor とは？
  - → それ以上，身体（作業）活動を続けられなくなる限界を規定する要因
  - → 運動強度と運動時間による2つの要因がある．
    ① 運動強度＝短時間に運動強度を上げていくと，それ以上運動を続けることができなくなる要因
    ② 運動時間＝長時間の運動によってエネルギー源が消費され，それ以上運動を続けることができなくなる要因
- 運動強度に対する limiting factor の一つには，心拍出量が重要
  - → 心拍出量がどこまで増加するかが，運動強度をどこまで上げられるかを規定する．

表2 身体活動のMETs

METs	運動など	家での活動など
1〜	静かに立つ	裁縫（座位），静かに座ってテレビを見る
2〜	歩く（家の中），散歩（平地：52〜53 m/分），軽いストレッチ	軽い清掃（整頓，ゴミ捨て，リネン交換），調理（皿洗い：歩行あり）
3〜	歩く（平地：67〜93 m/分），自転車エルゴメータ（50 w），柔軟体操	掃除機をかける，床磨き，浴室や風呂磨き，歩行約66 m/分で11.3 kg以下の軽いものをゆっくりと運ぶ
4〜	自転車に乗る（約266 m/分以下）	歩道や家の周りの掃除，歩行80〜93 m/分で11.3 kg以下のものを運ぶ，車椅子を押す
5〜	歩く（平地，小気味よい速度：107 m/分），自転車エルゴメータ（100 w）	歩行や階段降りにて約11.3〜22.2 kgのものを持つ
6〜	歩く（平地，きびきびした速度：120 m/分），自転車に乗る（約268〜320 m/分以下）	歩行や階段降りにて約22.7〜33.6 kgのものを持つ
7〜	自転車エルゴメータ（150 w）	歩行や階段降りにて約34.0〜44.9 kgのものを持つ
8〜	ランニング（133 m/分），自転車に乗る（約321〜373 m/分以下）	歩行や階段降りにて約45.3 kgのものを持つ
9〜	ランニング（140 m/分）	二階へ家財道具を運搬する

(Ainsworth BE, et al. Compendium of physical activities: an update of activity codes and MET intensities. Med Sci Sports Exerc. 2000; 32 (9 Suppl): S498-504.／田畑 泉ほか．身体活動のMETs表．独立行政法人国立健康・栄養研究所　健康増進プログラム　エネルギー代謝プロジェクト；2007〈http://www.nih.go.jp/eiken/programs/pdf/mets.pdf〉をもとに作成)

リハビリテーションのポイント

- 心筋のポンプ機能に障害（急性心筋梗塞など）があると活動筋へ十分な血液（酸素）供給ができない．
  - → COの低下を補うために心容積などを増やして代償
  - → 変化が急激，または高度である場合など＝代償しきれずに臓器不全
- 身体（作業）活動時に心筋に虚血出現（狭心症など）
  - → 心臓の壁運動異常の出現→左心室拡張末期容積と収縮末期容積の増加
  - → SV減少＝CO増加率低下→酸素摂取量の増加不良と全身持久力（最大酸素摂取量）の低下

メモ

● METs（代謝当量）

身体（作業）活動を行うのに必要な酸素摂取量を，安静時の酸素摂取量で除したもの．

III. 心臓のことをすこし理解しよう

4. 酸素搬送系からみた酸素動態

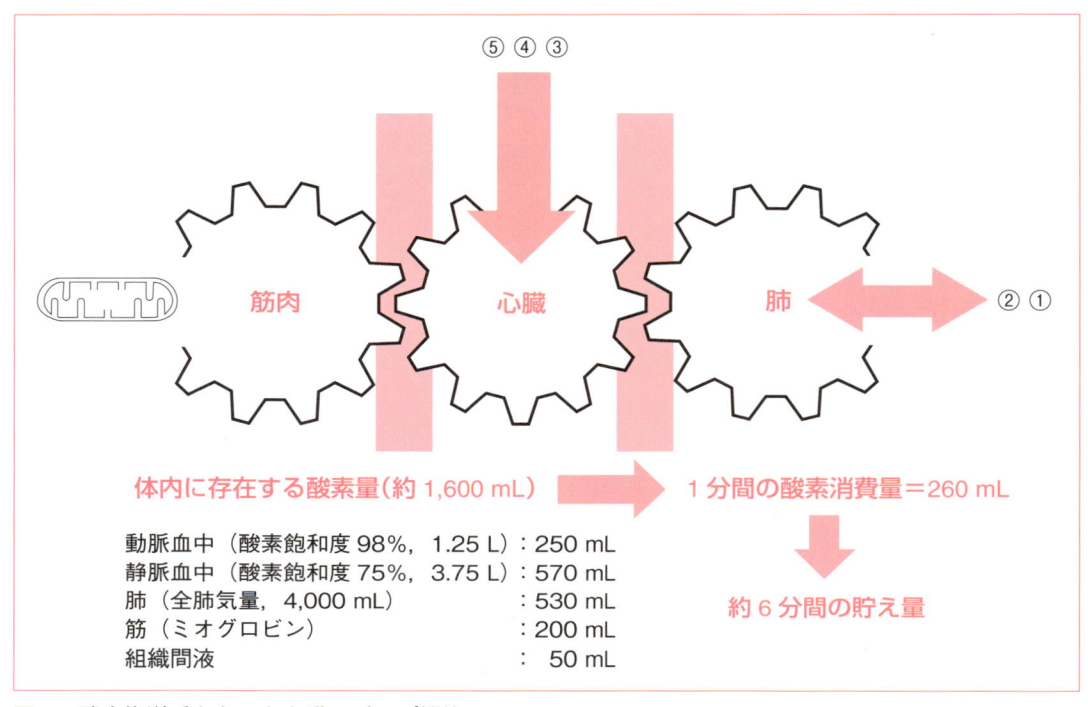

⑤④③

筋肉　心臓　肺　②①

体内に存在する酸素量（約 1,600 mL）　　　1分間の酸素消費量＝260 mL

動脈血中（酸素飽和度98％，1.25 L）：250 mL
静脈血中（酸素飽和度75％，3.75 L）：570 mL
肺（全肺気量，4,000 mL）　　　　　：530 mL
筋（ミオグロビン）　　　　　　　　：200 mL
組織間液　　　　　　　　　　　　　： 50 mL

約6分間の貯え量

図4　酸素搬送系からみた心臓のポンプ機能

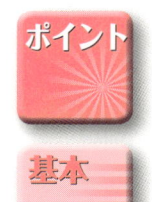

ポイント

● 酸素動態を"酸素搬送系"からとらえることが大切（図4）
　"酸素搬送系"＝心臓のポンプ機能がかなめ

基本

① 【酸素摂取量（$\dot{V}O_2$）】（単位＝mL/分）　1分間に摂取される酸素の量
　$\dot{V}O_2 =$ CO×動静脈酸素較差（a-vO$_2$ difference）
　　a-vO$_2$ difference＝動脈血酸素含量（CaO$_2$）－静脈血酸素含量（CvO$_2$）

② 【二酸化炭素排出量（$\dot{V}CO_2$）】（単位＝mL/分）　1分間に排出される二酸化炭素の量
　$\dot{V}CO_2 =$ CO×（静脈血二酸化炭素含量－動脈血二酸化炭素含量）
　　　　＝530－490＝40
　または
　$\dot{V}CO_2 = \dfrac{\dot{V}A \times PaCO_2}{\text{大気圧}}$

表3 呼吸循環系の基準値

項目	基準値
心係数（CI）	2.5〜4.5 L/分/m²
動脈血酸素含量（CaO₂）	20.4 mL/dL ただし， 血中ヘモグロビン量（Hb）＝ 15 g/dL 動脈血酸素分圧（PaO₂）＝ 100 mmHg 動脈血酸素飽和度（SaO₂）＝ 100%
静脈血酸素含量（CvO₂）	約 15 mL/dL ただし， 血中ヘモグロビン量（Hb）＝ 15 g/dL 静脈血酸素分圧（PvO₂）＝ 40 mmHg 静脈血酸素飽和度（SvO₂）＝ 75%
動脈血酸素分圧（PaO₂）	100 mmHg（大気圧 760 mmHg で空気吸入時）
動脈血酸素飽和度（SaO₂）	100%（通常，動脈血では約 98%）
酸素摂取量（V̇O₂）	約 260 mL/分

③【動脈血酸素含量（CaO₂）】（単位＝ mL/dL） 動脈血中の酸素濃度

$CaO_2 = $ 動脈血中のヘモグロビン結合濃度＋動脈血中の溶存濃度

$$= \frac{1.34^* \times Hb \times SaO_2}{100} + 0.003 \times PaO_2$$

④【静脈血酸素含量（CvO₂）】（単位＝ mL/dL） 静脈血中の酸素濃度

$CvO_2 = $ 静脈血中のヘモグロビン結合濃度＋静脈血中の溶存濃度

$$= \frac{1.34 \times Hb \times SvO_2}{100} + 0.003 \times PvO_2$$

⑤【酸素供給量（DO₂）】（単位＝ mL/分） 1分間に組織（全身）に運ばれる酸素の量

$DO_2 = $ CO × 動脈血酸素含量（CaO₂）

●呼吸循環系の基準値（表3）

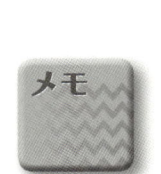

＊：1gのヘモグロビンには 1.34 mL の酸素を結合する能力（ヘモグロビン酸素結合能）．ヘモグロビンの分子量からは 1.39 mL となるが，実際の血液では 1.34 mL となる．

III. 心臓のことをすこし理解しよう

5. 身体（作業）活動に対する呼吸循環系の応答

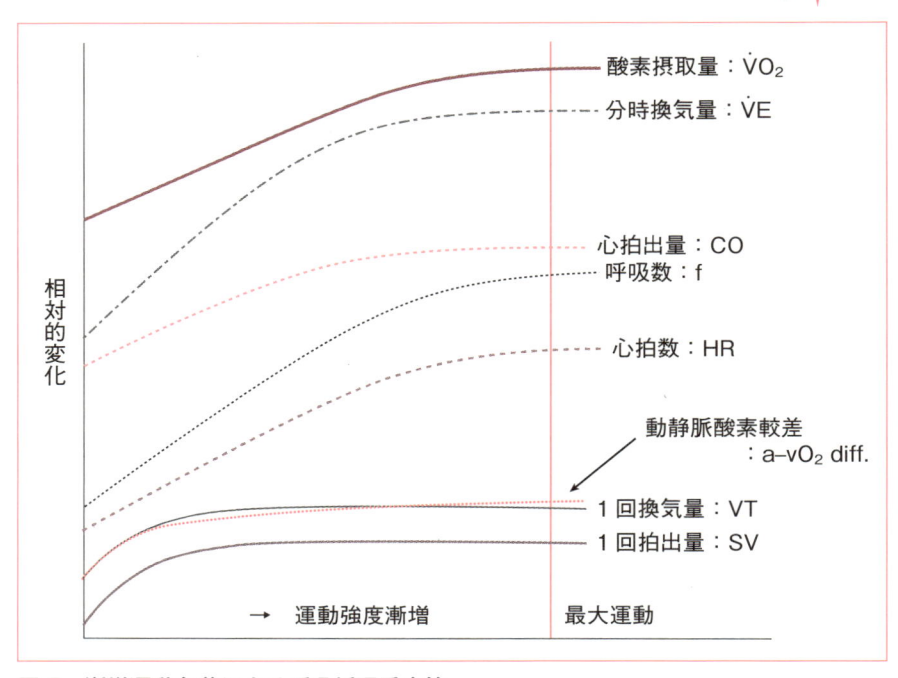

図5 漸増運動負荷による呼吸循環系応答
（上嶋健治．心臓リハビリテーションに必要な循環器系の構造と機能．江藤文夫ほか編著．Journal of Clinical Rehabilitation 別冊，呼吸・循環障害のリハビリテーション．医歯薬出版；2008. p.189，図1より許諾を得て一部改変）

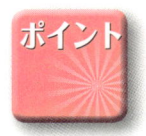

ポイント

- 身体活動時の酸素摂取量は，運動強度に比例して増加（図5）
  → 骨格筋での酸素需要もほぼ直線的に増加するため，酸素摂取量も運動終点近傍まで，ほぼ直線的に増加→頭打ち（最大酸素摂取量）となる．
- 酸素摂取量と心拍出量との関連（フィックの法則）
  酸素摂取量（$\dot{V}O_2$）＝心拍出量（CO）×動静脈酸素較差（a-vO_2 difference）
  　心拍出量＝1回拍出量（SV）×心拍数（HR）

基本

主に循環系
- 運動開始後早期の心拍出量増加→1回拍出量（SV）の増加に依存
- 1回拍出量の増加は運動負荷の中盤で頭打ちとなる．→それ以降の心拍出量増加は心拍数の増加に依存
- 動静脈酸素較差（a-vO_2 difference）は運動開始時からすみやかに開大→中等度以上の負荷では開大が頭打ち
- 中等度から高度の運動負荷での酸素摂取量の増大→心拍数の増大に大きく依

存
- 二酸化炭素排出量（$\dot{V}CO_2$）は酸素摂取量にほぼ等しい．→運動負荷中ある時点から乳酸の産生が増加する（この時点が嫌気性代謝閾値＝ anaerobic threshold: AT）．
  →乳酸を重炭酸系で緩衝することで二酸化炭素の産生がさらに増加
- 二酸化炭素排出量は AT 以下の負荷強度で負荷量に比例してほぼ直線的に増加→ AT 以上の負荷量では乳酸の産生に依存し，非直線的に急上昇

主に呼吸系
- 分時換気量（$\dot{V}E$）は最大負荷近傍まで，二酸化炭素排出量に比例して増加
- 分時換気量は 1 回換気量と呼吸数（f）の積に等しく，両者とも運動開始後増加→負荷強度が低い場合は分時換気量の増加は，主に 1 回換気量の増加に依存
- 運動負荷が中等度以上になると 1 回換気量の増加が頭打ち→分時換気量の増加は主に呼吸数の増加に依存

リハビリテーションのポイント

- 運動耐容能からみた予後予測（表 4）
  →最大酸素摂取量：14 mL/kg/分以下（心臓移植の選定基準），AT：11 mL/kg/分以下は予後不良である．

表 4　運動耐容能からみた心機能分類（ウェバーとジャニッキによる分類）

クラス	重症度	最大酸素摂取量（$\dot{V}O_{2\,max}$）	嫌気性代謝閾値（AT）
A	無症状～軽症	>20	>14
B	軽症～中等症	16～20	11～14
C	中等症～重症	10～16	8～11
D	重症	6～10	5～8
E	非常に重症	<6	<4

（単位は，mL/kg/分）
（Weber KT, et al. Cardiopulmonary Exercise Testing. W. B. Saunders, Philadelphia; 1986. p.153 より）

III. 心臓のことをすこし理解しよう

6. 酸素供給をするための仕組み 1
―心拍出量の変化―

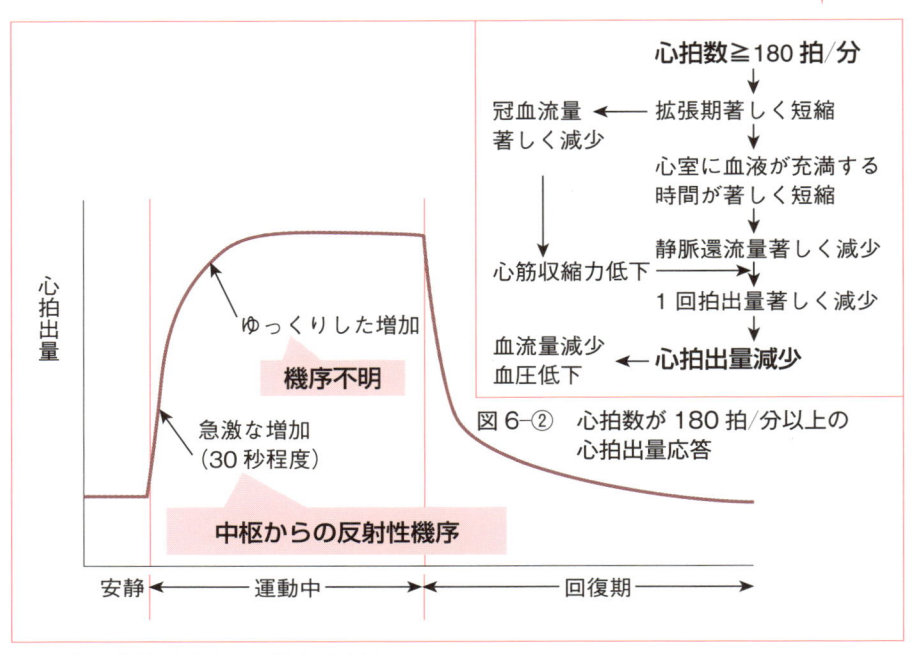

図 6-① 身体活動時の心拍出量応答
(外畑 巌, 村山正博. 運動心臓病学. 医学書院；1989. p.14, 図 I-7 より許諾を得て一部改変)

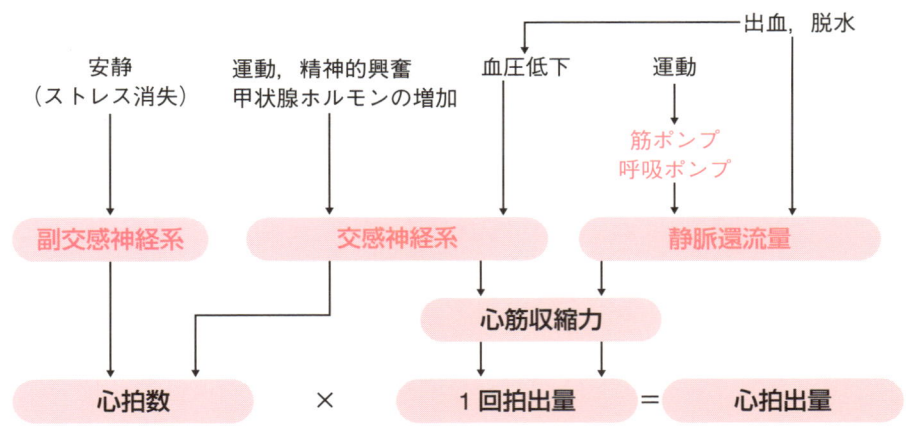

図 6-② 心拍数が 180 拍/分以上の心拍出量応答

図 6-③ 心拍出量の調節因子
(大谷 修, 堀尾嘉幸. カラー図解 人体の正常構造と機能, II 循環器. 日本医事新報社；2000. p.22, 図 25 より)

ポイント

- 身体活動時の心拍数（HR）により，心拍出量が異なる（図6）．
  - →心拍数がおおむね 180 拍/分 を超えると，必要な心拍出量を維持できなくなる．

基本

- 身体活動により心拍数は増加（＜100 拍/分）
  - →1回拍出量も運動強度とともに増大
- 心拍数が 100 拍/分を超えたとき．
  - →心周期における拡張期が短縮→心室に血液が充満→静脈還流量の減少→1回拍出量が減少
  - →心拍数の増加によって代償し，心拍出量が増加
- 心拍数がおおむね 180 拍/分を超えたとき
  - →1回拍出量の低下が著明→必要な心拍出量を維持することができなくなる．

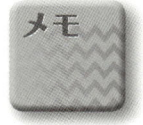

メモ

- 1回拍出量の変化
  - →運動の開始とともに心拍数の上昇に先立って急速に増加→軽度の運動強度（最大酸素摂取量の 40％程度）において最大値に達し，頭打ち
- 運動開始時の1回拍出量の増加
  - ① 心臓の収縮力増大（心臓交感神経活動の亢進や血中カテコラミンの上昇），② 静脈還流量の増大（血管収縮作用と筋ポンプ作用など）による．

●スターリングの心臓の法則 　**ワンポイント**

　心筋は筋長と張力関係に従って，収縮開始時の筋長により，発生張力が調節される．これを心臓に当てはめて，心拍出量曲線として表したものが，スターリングの法則である．

　この法則は心肺標本の実験で発見された．心室容積，血圧，静脈圧を計測しながら，静脈から心房・心室への血液流入を増やすと，心室が収縮する前の血液充満が増えて，心筋が引き延ばされ，心臓からの駆出量（心拍出量）が増え，血圧が上昇する．

　横軸に静脈還流量の指標である心房圧を，縦軸に心臓の機能である心拍出量をプロットしたものが，心拍出量曲線である．右房圧の上昇は，心室の拡張期の血液充満度の増加，心筋の筋長の増加に対応し，それが心拍出量の増加と比例する．

　筋の長さが長いほど収縮力が強い．つまり心室に血液がたくさん入ると，心室の心筋線維が伸び，その結果，収縮力が増して1回拍出量が多くなる．

7. 酸素供給をするための仕組み 2
―心拍数の変化―

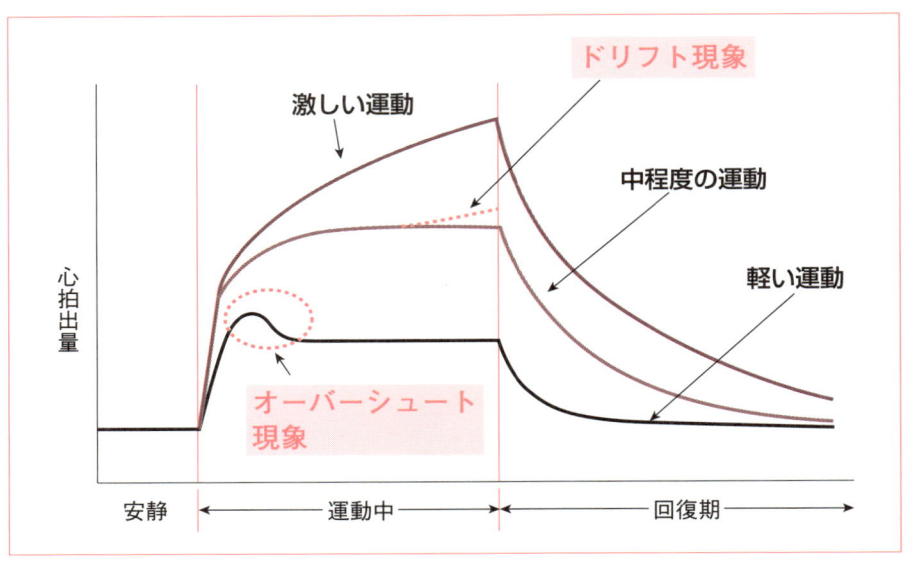

図7 身体活動時の心拍数応答
(外畑 巖, 村山正博. 運動心臓病学. 医学書院；1989. p.16, 図 I-8 より許諾を得て一部改変)

ポイント
- ●心拍数の反応
  - →漸増する運動強度に対するもの
  - →一定負荷の運動強度に対するもの
- ●予測最大心拍数（220 －年齢）
  - →加齢に伴い低下（予測最大心拍数の標準偏差は，約±10 拍/分）
- ●身体活動時の心拍数は，自律神経の影響を強く受ける．

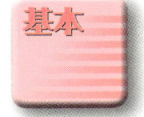

基本
- ●軽い運動の場合（図7）
  - →最初に一過性のオーバーシュート現象があり，その後それより低い水準で定常状態
- ●中等度の運動の場合
  - →運動強度に見合う心拍数に上昇した後，定常状態が保たれる（一定強度の運動を長く持続すると心拍数上昇や血圧低下などのドリフト現象が認められる）．
- ●激しい運動の場合
  - →定常状態が認められずに上昇を続け，最高心拍数に達すると運動継続が不可能になる．

> **メモ**
>
> ● ドリフト現象（心循環ドリフト）：定常状態が壊れて心拍数が上昇する現象．この現象は，運動に要求される心拍出量（CO）が一定に保たれるのに対して，1回拍出量（SV）が低下してくるため（体温上昇により血液が皮膚や内臓に貯留し，静脈還流量が減少するなど），心拍数（HR）を増やしてCOを保つ（詳細は不明）
> ● 心拍数の上昇には交感神経と副交感神経の調節機能が働く．
> 　→中等度の運動までの場合：副交感神経の減衰（抑制によって調節）
> 　　それ以上の強度の運動の場合：反射性神経調節による交感神経緊張と運動筋の代謝性反射受容器を介する交感神経緊張の関与によって調節
> ● 運動時の心拍数は，環境因子，年齢，活動する筋肉量により異なる．

III. 心臓のことをすこし理解しよう

8. 酸素供給をするための仕組み 3
—血圧の変化—

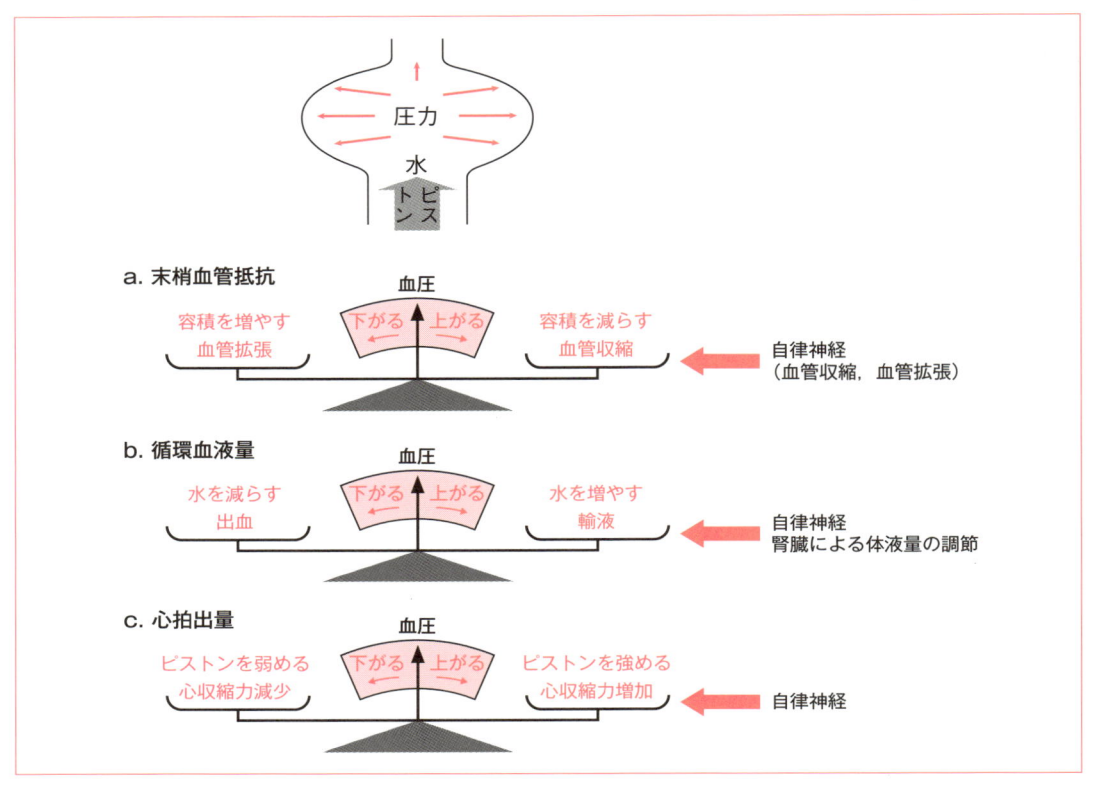

図8 血圧に影響する要因
（田中越郎，イラストでまなぶ生理学，第2版．医学書院；2009．p.66 より許諾を得て転載）

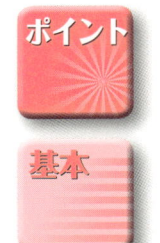

ポイント

- ●血圧＝血管壁を押す圧力の強さ（図8）
  →容器に水を入れ，ピストンで押した状態を想定すると理解しやすい．

基本

- ●血圧は心拍出量と総末梢血管抵抗（全身の血管抵抗の総和），循環血液量により決定
  →血圧は血管収縮や輸液，心収縮力の増加により上昇し，自律神経がこれら3つの要因のすべてを調節
- ●身体活動時の平均血圧は安静時から上昇するが，その上昇度は激しい運動でも安静の1.25〜1.5倍できわめて狭い範囲
- ●運動強度の増加とともに平均血圧は漸増
  →収縮期血圧の上昇が著しく，拡張期血圧はわずかに上昇

→心拍数と収縮期血圧は運動強度に依存して上昇するため，両者の積である二重積（ダブルプロダクト）も運動強度の増量とともに増加

●**末梢組織まで血液を送る駆動圧＝血圧には，心臓のポンプ機能以外に，弾性血管と抵抗血管の機能が重要な役割を果たす．**
　① 弾性血管：大動脈や大きな動脈は壁内には弾性線維が豊富に存在し，この動脈の弾性が断続的な心拍出を連続的な血流に変える．大きな動脈は弾性血管と呼ばれる．
　② 抵抗血管：細動脈には平滑筋が豊富に存在し，神経性因子などにより血管平滑筋の収縮が調節される．血管平滑筋は持続的な緊張があり，血流抵抗を形成する．細動脈は抵抗血管と呼ばれる．

III. 心臓のことをすこし理解しよう

9. 酸素供給をするための仕組み 4
―運動の違いによる血圧の変化―

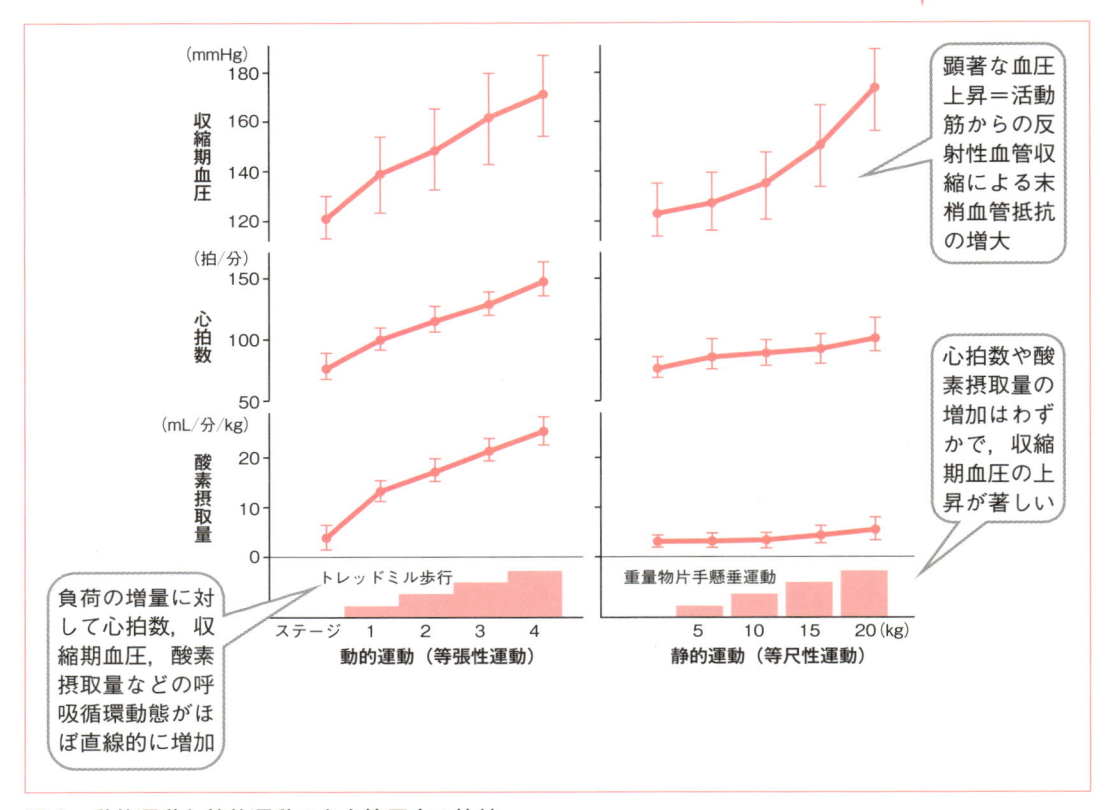

図9 動的運動と静的運動の心血管反応の比較
(斎藤宗靖：心臓病と運動負荷試験，中外医学社；1990．p.9 を許諾を得て一部改変)

ポイント
- 身体活動時の昇圧反応は，運動強度や種類などにより大きく異なる．

基本
- 動的運動時の収縮期血圧は最大運動まで酸素摂取量にほぼ比例して高まるが，拡張期血圧はほとんど変化しないかわずかに低下（図9）
  → 平均血圧はわずか 1.25〜1.35 倍の増加
- 動的運動時の血圧反応は活動筋量が大きいと昇圧反応も大きくなる．
  → 血圧上昇の要因には主に心拍出量の増加，内臓器官の血管抵抗の増加，非活動筋の血管収縮が関係
- 静的運動時の血圧上昇は過剰な反応を示す（心拍数や酸素摂取量に比べて上昇が著しい）．

→静的運動は動的運動に匹敵する昇圧反応が認められる．
- **上肢運動は下肢運動と比較して，運動に用いられる筋肉量が少ない．**
  →同一の運動装置を用いても，上肢運動のほうが最大酸素摂取量，最大換気量，嫌気性代謝閾値（AT）は低い．

III. 心臓のことをすこし理解しよう

10. 酸素供給をするための仕組み 5
—身体活動時の静脈還流—

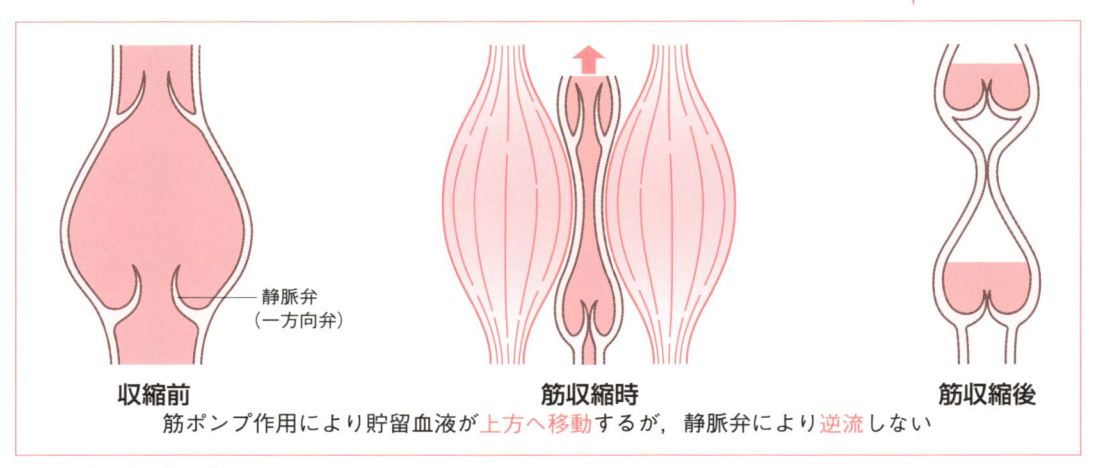

静脈弁
（一方向弁）

収縮前　　　　　　　筋収縮時　　　　　　　筋収縮後

筋ポンプ作用により貯留血液が上方へ移動するが，静脈弁により逆流しない

図 10−① 筋ポンプ作用
（西保 岳，宮村実晴編著．新運動生理学，下巻．真興交易医書出版部；2001．p.114，図3より許諾を得て転載）

胸腔内圧低下　　　　　　　　　　　　　　　　　　　　胸郭拡張　　　　　　　　　胸腔内圧低下
横隔膜挙上　　　　　　胸腔　　　　　　　　　　　　　　　　　　　　　　　　　　静脈拡張
　　　　　　　　　　　右房　　　　　　　　　　　　　　　　　　　　　　　　　　心臓への流入血液↑
腹腔内圧上昇　　　　　腹腔　　静脈　　　　　　　　横隔膜下降　　　　　　　　　腹腔内圧上昇

呼気時　　　　　　　　　　　　　　　　　　　吸気時

横隔膜の下降に伴って，胸腔と腹腔内圧の変化を生じ静脈還流が促進する

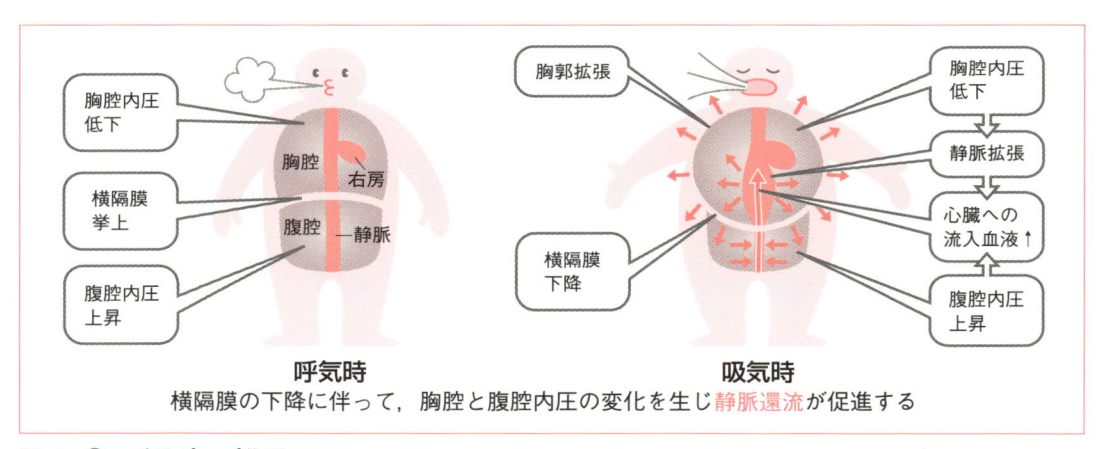

図 10−② 呼吸ポンプ作用
（医療情報科学研究所．病気がみえる 2 循環器疾患，メディックメディア；2003．p.12より許諾を得て転載）

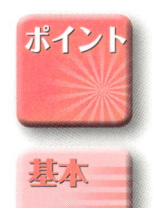

ポイント
- 心臓のポンプ能力を増加させる＝静脈還流量が重要な役割
- 静脈還流量には，① 筋ポンプ作用，② 呼吸ポンプ作用，③ 非活動組織の動脈血管作用，④ 能動的静脈血管収縮作用が重要（図10）

基本
① 筋ポンプ作用
- 静脈にある弁と血管外部の筋肉による圧迫効果が相まって，あたかも下肢血管がポンプのように作用
  → 身体活動時には血液循環の仕事量の30％以上は筋ポンプ作用で担っている．

② 呼吸ポンプ作用
- 胸腔内圧の変化により，あたかも呼吸運動がポンプのように作用
  - →吸気時には横隔膜の下降により胸腔内圧の低下と腹腔内圧の上昇により心臓への流入血液量が増加
  - →身体活動時には促進した呼吸運動により呼吸ポンプ作用が高まる．

③ 非活動組織の動脈血管作用
- 腹部内臓組織のような非活動部位への血流は，動脈側の血管収縮により制限
  - →静脈還流を効率的に戻す効果

④ 能動的静脈血管収縮作用
- 血流が貯留しやすい静脈血管を交感神経制御により収縮させて静脈還流量を増大
  - →活動時の役割は明確ではない．

⑤ もう一つのポンプ作用（全身に血液を送る動脈ポンプ作用＝大動脈の伸展性）
- 拍動の刺激を緩衝する重要な役割＝血管自体の機能により補助ポンプのように作用
  - →拍出された強い拍動は，1拍ごとに伸展性の高い動脈で効果的に吸収
  - →この機能により拍動が緩衝され，小動脈や毛細血管で血流がスムーズに流れる．

11. 酸素供給をするための仕組み 6
―身体活動時の筋血流再配分―

表5 運動時臓器血流の再配分

運動時の血流量動態	血流量（L/分）・心拍出量全体に対する割合（%）			
	安静時	軽運動時	中等度運動時	最大運動時
増加する部位				
骨格筋	1.2 L/分・21%	4.5 L/分・47%	12.5 L/分・71%	22.0 L/分・88%
心臓	0.3 L/分・3%	0.35 L/分・4%	0.75 L/分・4%	1.0 L/分・4%
減少する部位				
腹部臓器	1.4 L/分・24%	1.1 L/分・11%	0.6 L/分・3%	0.3 L/分・1%
腎臓	1.1 L/分・19%	0.9 L/分・10%	0.6 L/分・3%	0.25 L/分・1%
不変				
脳	0.7 L/分・13%	0.75 L/分・8%	0.75 L/分・4%	0.75 L/分・3%
強度によって変化				
皮膚	0.5 L/分・8%	1.5 L/分・15%	1.9 L/分・12%	0.6 L/分・2%
全体	5.8 L/分	9.5 L/分	17.5 L/分	25.0 L/分

(Weber KT, et al. Gas transport and the cardiopulmonary unit (Chap 2.). Cardiopulmonary Exercise Testing; Physiologic Principles and Clinical Applications. W. B. Saunders, Philadelphia; 1986. p.15 より)

ポイント

- 身体活動により活動筋の血流は，安静時の数倍から十数倍に著増する（表5）．
- 活動筋の酸素需要に応えるためのメカニズム（図11）
  - →循環系は心拍出量や筋血流配分により，必要な酸素を運搬
  - →筋血流再配分には，交感神経による末梢循環調節などが重要な働き

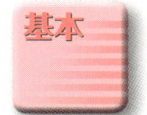

基本

- 筋血流再配分＝活動筋に重点的に配分する反応
  - →激しい運動時には活動筋の血流量が心拍出量全体の88%にもなるのに対して，腎や内臓の血流量は逆に大きく減少する．
  - →脳の血流量配分率はほとんど変動しない．
  - →身体活動時の血流再配分は，活動筋の代謝性血管拡張と非活動組織（腹部臓器など）の反射性血管収縮に影響を受ける．
- 臓器への血流配分を調節するのは，各臓器の細動脈における血管平滑筋の収縮である．→自律神経，ホルモン，代謝産物，CO_2，O_2 などによって調節
- 静脈還流と血流配分の連関
  - →静脈還流は身体活動によって著明に促進
  - →軽い運動では静脈還流は主に筋肉ポンプと呼吸ポンプにより増大する．

11. 酸素供給をするための仕組み 6

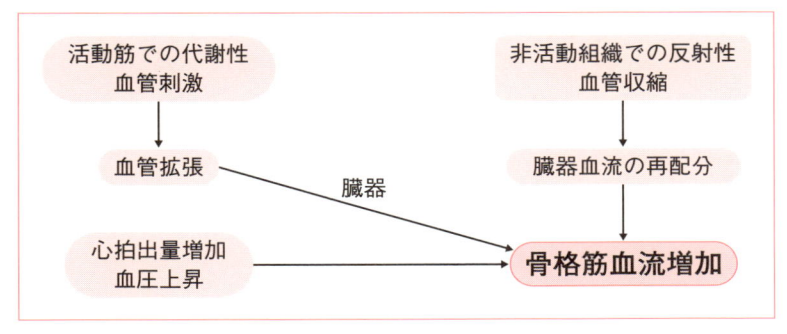

```
活動筋での代謝性          非活動組織での反射性
血管刺激                  血管収縮
   ↓                        ↓
 血管拡張      臓器         臓器血流の再配分
           ＼                ↓
心拍出量増加  →→→→→→→→→  骨格筋血流増加
血圧上昇
```

図 11　骨格筋の血流が増える仕組み

→運動強度の増加に伴って，反射性に交感神経緊張が生じ，主に内臓血管を収縮し，内臓貯留血が静脈還流に動員される．
→内臓血流量は，中等度以上の運動になると内臓交感神経が亢進し，内臓血管の収縮によって減少する．
→この血流量が大静脈系に移動し，心拍出量の増加に寄与する．
→身体活動時の腎血管も内臓血管同様に腎交感神経緊張により収縮し，血流量を減少させる．

メモ

●代謝性血管拡張
→活動筋には，組織の低酸素などに反応する代謝性受容器が存在する．
→この受容器は運動強度の増加に伴って刺激され，血管運動中枢を介して反射性に自律神経に影響を及ぼす．

リハビリテーションのポイント

●慢性心不全患者の場合
→運動による心拍出量の増加は著明に制限される．
→身体活動時には皮膚，腎，腹部臓器および非運動筋の血管収縮により運動筋に血流を配分する機構が働く．
→健常者に比べ運動筋血流の増加は制限される．
→これが易疲労性・運動耐容能低下の一因である．

III. 心臓のことをすこし理解しよう

12. 酸素供給をするための仕組み 7
―動静脈酸素較差（a-vO₂ difference）―

```
                                    安静時
                                    約 4～6 mL/dL
(mL/dL)
                                    最大運動時
                                    約 15 mL/dL
   動脈血酸素含量（CaO₂）
酸
素   ↕（安静時）
含
量        動静脈酸素較差      ↕
          （a-vO₂          （運動時）
          difference）
   静脈血酸素含量（CvO₂）

            酸素摂取量 →
```

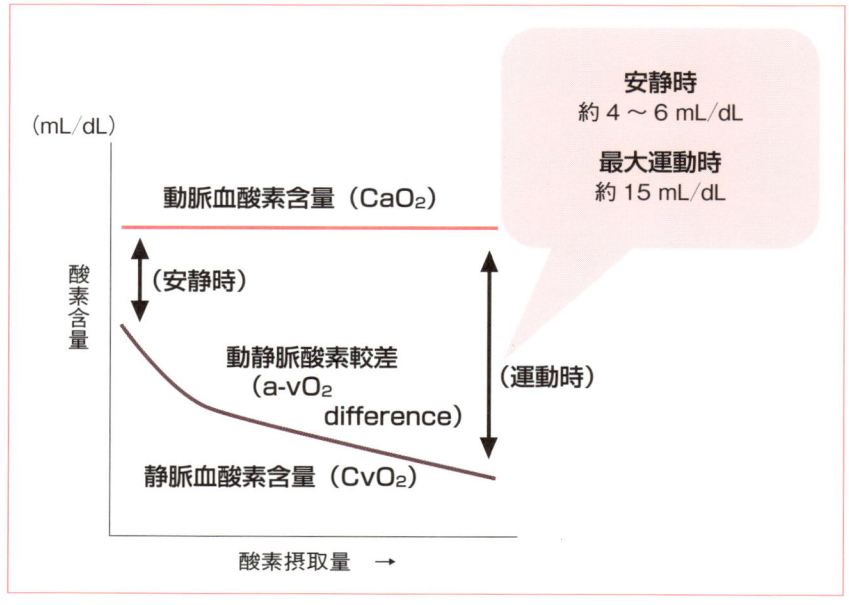

図12　動静脈酸素較差の変化
(Åstrand PO, et al. 朝比奈一男ほか訳. オストランド運動生理学. 大修館書店；1982, pp.83-136 を参考に作成)

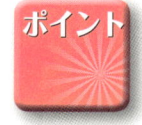

ポイント

基本

- 動脈血に含まれる酸素量（心臓から送り出される血液，動脈血酸素含量）と静脈血に含まれる酸素量（筋などの各組織から心臓に戻ってくる血液，静脈血酸素含量）の差＝動静脈酸素較差（a-vO₂ difference，図12）
- 動静脈酸素較差＝末梢組織の酸素取り込み能力を反映
  → トレーニング効果が認められ，持久的鍛練者では 17 mL/dL に達する．
- 動静脈酸素較差の増大＝静脈血酸素含量の低下（主に活動筋による酸素の抽出力の増大に起因）
- 心臓から送り出される血液の量（SV）と回数（HR），動静脈酸素較差（a-vO₂ difference）がわかれば，全身でどれだけの酸素が取り込まれたかを把握することができる．

III. 独習トレーニング

問題 1：換気予備力（BR）を計算しよう（単位＝L/分，％）．

BR とは？：最大換気能力に対する最大運動時の換気応答の関係を表す指標．BR が低い場合には，運動能力が換気能力によって制限される可能性があることを示す．

BR（L/分）＝最大換気量（MVV）（L/分）－最大運動時の換気当量（$\dot{V}E$）（L/分）

BR（％）＝$\dfrac{MVV－最大運動時の\dot{V}E}{MVV} \times 100$

（MVV：100 L/分，最大運動時の $\dot{V}E$：65 L/分と仮定した場合）

解答 BR（L/分）＝35 L/分，BR（％）＝35％

問題 2：心拍予備能（HRR）を計算しよう（単位＝拍/分，％）．

HRR とは？：運動中に心血管系に加わる相対的ストレスを推定するうえで有用

HRR（拍/分）＝予測最大心拍数－最大運動時の心拍数

HRR（％）＝$\dfrac{予測最大心拍数－最大運動時の心拍数}{予測最大心拍数} \times 100$

（予測最大心拍数＝220－年齢，年齢：60 歳，最大運動時の心拍数：145 拍/分と仮定した場合）

解答 HRR（拍/分）＝15 拍/分，HRR（％）＝9％

問題 3：1 年間の心拍出量を計算しよう（単位＝t）．

（SV：80 mL，HR：60 回/分と仮定した場合）

解答 心拍出量は，1 日に約 7 t，年間にすると約 2,500 t となる．参考までに，奈良の大仏全身の体積は 240 t（約 1 か月），貨車の 170 両分 2,880 t（約 1 年分）．

問題 4：自分の BSA を計算してみよう．

【体表面積（BSA）】（単位＝分/m²）　注意："X^Y"のキーのある関数電卓が必要

デュボア式
S＝身長（cm）^0.725 ×体重（kg）^0.425 × 0.007184

藤 本 式
S＝身長（cm）^0.663 ×体重（kg）^0.444 × 0.008883

新 谷 式
S＝身長（cm）^0.725 ×体重（kg）^0.425 × ^0.007358

（身長：170 cm，体重：60 kg と仮定した場合）

解答 デュボア式：1.695 分/m²，藤本式：1.648 分/m²，新谷式：1.736 分/m²

問題 5：自分の基礎エネルギー消費量（BEE：ハリス–ベネディクト）を計算してみよう．

【基礎エネルギー消費量】（単位＝kcal/日）

男性：BEE＝66.47＋（13.75×体重 kg）＋（5.0×身長 cm）－（6.75×年齢）

女性：BEE＝655.1＋(9.56×体重 kg)＋(1.85×身長 cm)－(4.68×年齢)
参考：総エネルギー消費量（TEE）（単位＝kcal/日）
　　　TEE＝BEE×活動係数×(ストレス係数＋熱傷係数＋体温係数)
(男性，体重：60 kg，身長：170 cm，年齢：20 歳と仮定した場合)

解答　BEE＝1,606 kcal/日

問題 6：身体（作業）活動時のエネルギー消費量を計算してみよう．

【エネルギー消費量】（単位＝kcal）
エネルギー消費量＝1.05×体重（kg）×METs×時間（時）
(体重：60 kg，METs：3 METs，時間：1 時間と仮定した場合)

解答　189 kcal．なお，METs×時間（時）はエクササイズ（METs・時）と表記される．
　（例）3 METs の身体活動を 1 時間行った場合：3 METs×1 時間＝3 エクササイズ（METs・時）
　健康づくりのための運動指針（2006）：週 23 エクササイズの活発な身体活動（運動・生活活動），そのうち 4 エクササイズは活発な運動を目標としている．

問題 7：酸素供給量（DO_2）と酸素摂取量（$\dot{V}O_2$），二酸化炭素排出量（$\dot{V}CO_2$）を計算してみよう．

(Hb＝15 g/dL，SaO_2＝100%，PaO_2＝100 mmHg，SvO_2＝75%，PvO_2＝40 mmHg，CO＝50 dL/分と仮定した場合)

解答　動脈血酸素含量（CaO_2）＝20.4 mL/dL，静脈血酸素含量：CvO_2＝15.2 mL/dL より，酸素供給量（DO_2）＝1,020 mL/分，酸素摂取量（$\dot{V}O_2$）＝260 mL/分，二酸化炭素排出量（$\dot{V}CO_2$）＝5×40＝200 mL/分となる．

問題 8：自分の平均血圧を計算してみよう．

平均血圧（単位＝mmHg）　上腕動脈などの末梢動脈の場合

平均血圧＝脈圧（収縮期血圧－拡張期血圧）×$\frac{1}{3}$＋拡張期血圧

(収縮期血圧：140 mmHg，拡張期血圧：80 mmHg と仮定した場合)

解答　平均血圧＝100 mmHg

問題 9：安静時と最大運動時の酸素摂取量を計算しよう．（単位＝mL/分）　*参考数値：Fox 1982

① 安静時：SV 70 mL，HR 80 拍/分，a-vO_2 difference 0.040 mL/mL（4 mL/dL）
② 最大運動時（非鍛練者）：SV 120 mL，HR 190 拍/分，a-vO_2 difference 0.140 mL/mL（14 mL/dL）
③ 最大運動時（マラソンランナー）：SV 156 mL，HR 185 拍/分，a-vO_2 difference 0.155 mL/mL（15.5 mL/dL）

解答　① 224 mL/分，② 3,276 mL/分，③ 4,473 mL/分

付録1. 危険な不整脈をみる

不整脈には，治療をまったく必要としないものもあれば，心ポンプ機能の低下を起こし，急な対応が要求される致死的なものもある（表1）．

以下に，急を要する（致死的）不整脈（表2）と危険な（重症）不整脈（表3）の特徴を整理する．

表1 致死的不整脈と危険な不整脈の分類

	致死的不整脈	危険な不整脈
頻脈性	心室細動 心室頻拍 トルサードドポアンツ	R on T 型心室性期外収縮 ショートラン（心室性期外収縮） 多源性心室性期外収縮 発作性上室性頻拍 WPW 症候群 心房細動（頻脈性） 心房粗動（頻脈性）
徐脈性	III 度房室ブロック 洞不全症候群 ●高度洞性徐脈 ●洞停止 ●徐脈頻脈症候群	II 度房室ブロック（モビッツ型）

表2 急を要する（致死的）不整脈

	波形の特徴	なぜ急を要するのか
心室細動(VF)	P波，QRS波，T波がなく，形，幅，数もバラバラ．150〜300回/分くらいの周期で基線が不規則に揺れている	心室は機械的に収縮せず，心ポンプとしての機能が失われている．そのため，血液は全身に駆出されておらず，数秒でけいれん発作を起こして失神する．素早くCPRを実施しないと，たとえ救命ができても脳などに不可逆的な障害を与えることになる
心室頻拍(VT)	単形性：幅の広いQRS波で形，向きは同じである．140〜180回/分の規則的な頻拍で，RR間隔がほぼ等しい．QRS波とT波は逆方向を向いている 多形性：幅の広いQRS波で形はバラバラである．RR間隔は不整となる．	血行動態が悪化し，特に200回/分を超えると心拍出量が極端に低下するため，アダムス-ストークス症候群や心筋虚血をまねく．また心室細動へ移行しやすい
トルサードドポアンツ	持続性心室頻拍と同様な幅の広いQRS波であるが，形はバラバラ，上向きから下向きにねじれるように変化する．RR間隔も不整となる．心拍数は200〜250回/分以上となる	持続性心室頻拍と同様であるが，心室のあらゆる所で刺激が発生しており，心室細動へ移行しやすい
III度房室ブロック	PP間隔，RR間隔は整であり，QRS波の形，幅がバラバラである．しかし，P波とQRS波の対応がなく，P波がQRS波よりも多い	洞結節からの刺激が心室に伝わらないため，心室の刺激は補充収縮だけとなる．そのため，心室頻拍と同様に心拍出量が低下するため，アダムス-ストークス症候群や心筋虚血をまねく

付録1. 危険な不整脈をみる

表2（つづき）

洞不全症候群（SSS）		
	波形の特徴	なぜ急を要するのか？
①高度な洞性徐脈	RR間隔はほぼ一定しているが，心拍数が50回/分以下となる	正常な洞調律は60～100回/分であるので，約半分の心拍出量しか得られない状態となる．血圧低下や意識レベルの低下，さらに心停止やアダムス-ストークス症候群を生じる
②洞停止	洞調律が3秒以上出現しない．P波の欠落を伴う著しい徐脈がみられる	洞結節からの刺激が出現しなければ心停止に至る（心室からの補充収縮が出現すれば，急激な心停止は避けられる）．血圧低下や意識レベルの低下を伴えば，心室細動や心室頻拍へ移行する危険がある
③徐脈頻脈症候群	高度な徐脈と頻脈を繰り返す	徐脈頻脈症候群は，洞不全症候群の末期状態の所見として考えられている．心房細動や上室性頻拍が消失した後に，心停止やアダムス-ストークス症候群へ移行する危険が非常に高い

表3　危険な（重症）不整脈

R on T型心室性期外収縮	
波形の特徴	なぜ危険なのか
先行するT波に重なるように心室性期外収縮が出現する	心室細動や心室頻拍への移行の可能性が高い
ショートラン（連発性心室性期外収縮）	
波形の特徴	なぜ危険なのか
同じ形の心室性期外収縮が3つ以上連発する	心室の興奮性が高まっている状態で，心室頻拍への移行の可能性が非常に高い
多源性心室性期外収縮	
波形の特徴	なぜ危険なのか
2個以上の形の異なった心室性期外収縮が出現する	持続し，心室頻拍への移行の可能性がある
発作性上室性頻拍（PSVT）	
波形の特徴	なぜ危険なのか
P波は変形もしくは，QRS波に隠れたりしてはっきりしない．150～250回/分の頻拍となる．RR間隔は整となる	RR間隔の短縮と心筋酸素消費量の増大により，心筋虚血を引き起こすとともに1回拍出量の低下も生じる．そのため，発作中はめまい，倦怠感や胸部不快感などがみられる可能性がある
WPW症候群（頻脈性心房細動発作を伴うもの）	
波形の特徴	なぜ危険なのか
デルタ波と呼ばれる波形の変形した幅に広いQRS波で，頻脈を呈する	WPW症候群の発作性頻拍だけであればPSVTと同様であるが，心房細動が合併した場合は致死的な不整脈へ移行することがある

心房細動（頻脈性）（Af）	
波形の特徴	なぜ危険なのか
基線の不規則な細動波（f波）が存在する．RR間隔が不規則となる	頻脈のため心筋酸素消費量が増加し，心拍出量が20〜25％減少する．急性心筋梗塞に合併している場合は，梗塞巣の拡大につながる

心房粗動（頻脈性）（AF）	
波形の特徴	なぜ危険なのか
規則的な揺れの粗動波（F波）を認め，のこぎりの歯のように現れる．RR間隔は短く規則正しいことが多い	2：1伝導の心房粗動になると安静時にも心悸亢進を生じ，血圧低下，めまい，息切れ，胸痛が出てくる．この状態が続くと心不全などを合併し，呼吸困難などが現れるようになる

II度房室ブロック（モビッツ型）	
波形の特徴	なぜ危険なのか
QRS波とP波，T波は，形，向きが同じとなる．しかし，QRS波が突然に脱落する	突然のQRS波の欠落で，いつ完全にP波からQRS波につながらなくなるのか予測がつかない．気づいたときにはP波だけのアダムス-ストークス症候群や心停止を起こす危険性がある

付録2. 確認しておきたい用語と略語

●よく使われる専門用語

あ行	R on T 型心室性期外収縮（重症不整脈）	心室性期外収縮が，先行する T 波の頂点近くに重なるように出現する状態で，心室細動や心室頻拍へ移行する可能性が高い．
	異常 Q 波	幅が 0.04 秒以上，深さが R 波の 1/4 以上の大きな Q 波をいう．心筋梗塞の際に認められる．
	運動負荷試験	虚血性心疾患の診断や重症度評価，治療効果の評価，虚血性心疾患のスクリーニング，運動耐容能の評価や生活指導，不整脈の評価などの目的のために実施される．
	ST 部分	QRS 波の終わりから T 波の始まりまでの部分．心室筋はすでに興奮（脱分極）を終了しており，部分的に回復（再分極）が始まっている．ST 部分の水平型や下降型は，心筋虚血を表す．
	F 波	心房粗動の際に認められる基線の揺れで，粗動波（鋸歯状の波）とも呼ばれる．
	f 波	心房細動の際に認められる基線の細かな揺れで，細動波と呼ばれる．F 波と比べて，規則性が乏しく波形が一定とならない．
か行	冠性 T 波	左右対称の尖った陰性 T 波で，心筋虚血を反映している．
	期外収縮	予定される心拍出現のリズムより早期に出現する，異常な電気的興奮の発生に由来する心拍をいう．上室性期外収縮と心室性期外収縮に分けられる．
	基線	波形を計測するための基準線をいう．通常，P 波の起始部を結ぶ線（PP 線）が用いられるが，PQ 部分が水平でなく下降しているとき，QRS 波の起始部を結ぶ線（QQ 線）が用いられる．
	脚ブロック	脚に生じた器質的または機能的な障害のために興奮伝導が障害された状態．右脚が障害された場合は，右脚ブロック（右心室に刺激を伝えることができない），左脚が障害された場合は左脚ブロック（左心室に刺激を伝えることができない）という．
	QRS 波	P 波に引き続いてみられる振れで，心室筋の興奮過程を表す．Q 波や R 波，S 波の 3 つから構成される．
	QT 間隔	Q 波の始まりから T 波の終わりまでの時間で，心室が興奮（脱分極）してから回復（再分極）するまでの時間を示す．
	鏡像変化	心筋梗塞が存在する部位の対側誘導では，対応する誘導部位で記録された梗塞曲線をひっくり返して，裏側から見た形の心電図波形が記録されるが，この状態を鏡像変化という．
	校正波形	心電図波形の大きさ（振幅の電圧）を読みとるために，比較対照として入れる人工的な波形．通常は 1 mV で 10 mm の振幅に記録される．
さ行	III 度房室ブロック（致死的不整脈）	洞結節からの刺激が心室に伝わらないため，心室の刺激は補充収縮だけとなる．心電図上，P 波と QRS 波の関係が無秩序で，P 波が QRS 波よりも多い．
	刺激伝導系	心臓の興奮は，刺激伝導系と呼ばれる特殊な心筋組織（特殊心筋）を通って心房・心筋に伝わる．その興奮の順序を各部位の心筋に伝えるための情報ネットワーク的なシステムである．

付録2. 確認しておきたい用語と略語

	自動能	心筋細胞は独自に興奮し脈を発生させる能力をもっており，これを自動能という．虚血や梗塞による心筋障害などにより下位の自動能が亢進したり，本来は自動能をもたない心筋が自動能をもつ場合を自動能亢進と呼ぶ．
	傷害電流	虚血により酸素やカリウムイオンなどが不足した結果，虚血部分の細胞が急性の傷害を受け，このときに流れる電流をいう．
	ショートラン（心室性期外収縮，重症不整脈）	同じ形の心室性期外収縮が3つ以上連発する状態で，心室頻拍への移行の可能性が非常に高い．
	徐脈頻脈症候群（致死的不整脈）	高度な徐脈と頻脈を繰り返し，洞不全症候群の末期状態の所見として考えられている．
	心室細動（致死的不整脈）	心室の各部分が無秩序に興奮している状態で，心臓からの血液の拍出が停止するため脳血流が途絶する．心電図上，P波やQRS波，T波がなく，波形，振幅，数も不ぞろいである．150〜300回/分くらいの周期で基線が不規則に揺れている．
	心室性期外収縮	心室から刺激が起こり，洞調律よりも早いタイミングで心臓の興奮が起こる状態をいう．心電図上は，先行するP波を伴わないQRS波が洞調律のRR間隔より早く出現する．重症度判定には，ラウンの分類が汎用されている．
	心室性頻拍（致死的不整脈）	心室の一部から異所性の興奮が連続して1分間に150〜200回の頻度で3個以上発生する状態をいう．そのため，心拍が速くなり過ぎて，心臓の収縮と拡張がついていけないために血液が送り出せなくなる．心電図上，P波のない0.12秒以上の幅の広いQRS波で波形は一定である．
	心房細動（重症不整脈）	心房の各部分がまったく無秩序に興奮して，心房全体の規則正しい興奮がなくなった状態．心電図上，基線の不規則な細動波（f波）が存在し，RR間隔が不規則となる．
	心房性期外収縮	洞結節以外の心房内から通常の周期よりも早い時期に刺激が出て，心房，心室の順に興奮が伝達する状態をいう．
	心房粗動（重症不整脈）	心房が規則正しく頻回に興奮し，そのうちのいくつかが比較的規則正しく房室結節を通り心室を興奮させる．心電図上，規則的な揺れの粗動波（F波）を認め，のこぎりの歯のように現れる．
	双極誘導（標準肢誘導）	2つの電極を使い，2点間の電位差を記録するもの．I誘導とII誘導，III誘導がある．右手，左手，左足を結ぶと三角形ができ，これをアイントーベンの三角形という．
た行	多源性心室性期外収縮（重症不整脈）	2個以上の形の異なった心室性期外収縮が出現した状態．心室頻拍へ移行する可能性がある．
	WPW症候群（重症不整脈）	デルタ波と呼ばれる波形の変形した幅の広いQRS波で，頻脈を呈する．心房細動が合併した場合は致死的な不整脈へ移行することがある．
	単極胸部誘導	心臓から胸部に向かってくる電圧を記録するもの．V_1〜V_6誘導がある．
	単極肢誘導	手や足に向かっていく電圧を増幅し記録するもの．aV_R誘導とaV_L誘導，およびaV_F誘導がある．
	T波	ST部分に続いて描かれる振れで，心室の興奮からの回復過程（再分極）を表す．
	電解質イオン	心筋細胞には，細胞外にも細胞内にもNa^+，Ca^{2+}，K^+などいくつかの電解質イオンが存在する．これらのイオンの移動によって起こる心筋細胞の電気的変化が心筋全体に起こり，心筋を収縮させ，それが規則的に繰り返されることで心臓がポンプとしての役割を果たしている．

付録2. 確認しておきたい用語と略語

	用語	説明
	電気軸	洞結節で発生した刺激波が心房を経て房室結節に到達し，心室筋が興奮する際，一定方向の大きさをもつ起電力を生じる．この起電力が示す心臓のベクトルの方向をいう．右軸偏位は90°より大きい場合で，左軸偏位は0°より小さい場合をいう．
	洞性徐脈（致死的不整脈）	洞結節からの電気的興奮が低いことが原因で徐脈（60回/分以下）となる状態をいう．
	洞性頻脈	刺激伝導路が正常であるにもかかわらず，洞結節から発生する電気刺激の回数が100回/分以上の規則的な頻脈をいう．
	洞性不整脈	刺激伝導系が正常であるにもかかわらず，洞結節における電気的刺激の発生が不規則な場合をいう．非呼吸性と呼吸性がある．
	洞調律	洞調律の基本条件は次の通りである．①リズムが一定，②心拍数が正常範囲（60～100回/分），③P波がⅠ，Ⅱ，aV_F，V_3～V_6で陽性（上向き）となり，波形が一定，④PQ間隔が0.12～0.20秒で正常な範囲，⑤QRS波が0.10秒以内．
	洞停止（致死的不整脈）	洞結節からの自発的な電気的興奮の発生が停止している状態（洞調律が3秒以上出現しない）．
	洞不全症候群（致死的不整脈）	洞結節あるいはその周辺の病変により起こり，高度な洞性徐脈や洞停止，徐脈頻脈症候群を総称している．
	洞房ブロック	洞結節の刺激の生成が正常であるにもかかわらず，洞結節と心房のあいだがブロックされ，心房に刺激が伝導されない状態をいう．この不整脈は，洞不全症候群に含まれる不整脈である．
な行	Ⅱ度房室ブロック（モビッツ型，重症不整脈）	P波やQRS波の波形は正常であるが，前ぶれもなく突然QRS波が欠落する状態をいう．突然のQRS波の欠落で，P波からQRS波に完全につながらなくなるのがいつなのか予測がつかない．
は行	P波	心電図の最初に出てくる振れで，洞結節からの刺激で心房が興奮する過程を示す．通常，前半2/3が左心房の興奮を表し，後半2/3が左心房の興奮を表しており，それぞれを"右房成分"，"左房成分"と呼ぶ．
	PQ間隔	房室結節における電気の潜伏時間に相当する．心房興奮の始まりから心室興奮の始まりまで，つまりP波の始まりからQRS波の始まりまでの時間を示す．
	PP間隔・RR間隔	P波とP波，R波とR波のあいだの時間を表し，心臓が興奮するリズムを示す．
	不応期	1つの電気的刺激が心筋を通過した後に，次の電気刺激が与えられても，それに反応しない一定の期間をいう．心臓の特異な電気的活動である．
	ペーシング	ペースメーカーが心臓に電気刺激を行うことをいう（単位：V）．つまり，心拍が停止した場合に本体から電気信号が出て，心房や心室を興奮させることである．
	ペーシング不全	適切な時期にスパイクが出ているにもかかわらず，P波またはQRS波が続かない．あるいは先行するP波またはQRS波から，設定間隔を経過してもスパイクが出現しない状態をいう．
	房室接合部期外収縮	房室結節を含む房室接合部に関連する不整脈であり，予期される心拍より早期に生じるものをいう．
	房室ブロック	房室結節の部分で伝導障害が起きて洞結節からの刺激の伝わり方が遅れたり，途絶えたりする状態をいう．その程度によってⅠ度やⅡ度（ウェンケバッハ型，モビッツ型），高度，Ⅲ度に分類される．
	補充収縮	洞結節が刺激を出さなくなってしまったとき，房室結節やヒス束などの下位部分の自動能により刺激が発生し，心臓が収縮することをいう．

や行・ら行	発作性上室性頻拍（重症不整脈）	通常，正常 QRS 波形を示す規則正しい頻拍で，突然発生し，また突然停止する．発作中はめまい，倦怠感や胸部不快感などに見舞われる可能性がある．
	U 波	T 波に続く小さな振れで，常にみられるものではなく定義も曖昧である．プルキンエ線維の興奮の回復過程を表していると推測されており，電解質の異常時に出現する場合がある．
	リエントリー（興奮旋回）	心筋の一部を一度興奮させた刺激が旋回し，再びもとの部位に伝わってきて，同じ場所を再度興奮させる現象．刺激伝導系でも心筋でも生じる場合がある．
	リセット現象	心房以外の場所から電気が出てしまうと，洞結節に流れ込むため，洞結節がリセットされ，そこから改めて今までのリズムが再開される現象をいう．

（丸岡弘，講座理学療法士のためのやさしく読める心電図 16，特別編 1：用語解説と略語．理学療法 2003；20（6）：668-673 をもとに作成）

● よく使われる用語・略語

略語	英語	日本語
AAA	abdominal aortic aneurysm	腹部大動脈瘤
AAI	atrium atrium inhibit pacing	心房抑制型心房ペーシング
ACS	acute coronary syndrome	急性冠動脈症候群
AED	automated external defibrillator	自動体外除細動器
Af	atrial fibrillation	心房細動
AF	atrial flutter	心房粗動
AHF	acute heart failure	急性心不全
AMI	acute myocardial infarction	急性心筋梗塞
AP	angina pectoris	狭心症
APC	atrial premature contraction	心房性期外収縮
AR	aortic regurgitation	大動脈弁閉鎖不全症
———	arrest	心停止（アレスト）
———	arrhythmia	不整脈
———	artifact	人工産物（アーチファクト）
AS	aortic stenosis	大動脈弁狭窄症
A-S Syndrome	Adams-Stokes syndrome	アダムス-ストークス症候群
———	asystole	心静止
AT	an aerobic threshold	嫌気性代謝値
———	atrium	心房
AV block	atrioventricular block	房室ブロック
AVNRT	atrioventricular node reentry tachycardia	房室結節リエントリー性頻拍
a-vO$_2$ difference	arteriovenous oxgen difference	動静脈酸素較差
AVRT	atrioventricular reentrant tachycardia	房室回帰性頻拍
BBB	bundle branch block	脚ブロック

付録2. 確認しておきたい用語と略語

BEE	basal energy expenditure	基礎エネルギー消費量
BLS	basic life support	一次救命処置
BR	breathing reserve	呼吸予備能,換気予備力
———	bradycardia	徐脈(ブラディ)
BSA	area of body surface	体表面積
BTS	bradycardia-tachycardia syndrome	徐脈頻脈症候群
CAD	coronary artery disease	冠動脈疾患
CAVB	complete A-V block	完全房室ブロック
CHF	congestive heart failure	うっ血性心不全
CI	cardiac index	心係数
CLBBB	complete left bundle branch block	完全左脚ブロック
CO	cardiac minute output	心拍出量
CPA	cardiopulmonary arrest	心肺停止
CPR	cardiopulmonary resuscitation	心肺蘇生
CRBBB	complete right bundle branch block	完全右脚ブロック
DAA	dissecting aortic aneurysm	解離性大動脈瘤
DC	direct current shock	直流除細動
DCM	dilated cardiomyopathy	拡張型心筋症
DF	defibrillator	除細動器
ECC	extracorporeal circulation	体外循環
ECG (EKG)	electrocardiogram	心電図
EPS	electrophysiological study	電気生理検査
HCM	hypertrophic cardiomyopathy	肥大型心筋症
HHD	hypertensive heart disease	高血圧性心疾患
HR	heart rate	心拍数
HRR	heart rate reserve	心拍予備能
HT	hypertension	高血圧症
ICD	implantable cardioverter defibrillator	埋込型除細動器
IHD	ischemic heart disease	虚血性心疾患
ILBBB	incomplete left bundle branch block	不完全左脚ブロック
IRBBB	incomplete right bundle branch block	不完全右脚ブロック
LAD	left anterior descending [coronary] artery	左冠状動脈前下行枝
LAH	left anterior hemiblock	左脚前枝ブロック
LAO	left atrial overload	左房負荷
LBBB	left bundle branch block	左脚ブロック
LCX	left circumflex [coronary] artery	左冠状動脈回旋枝
LMT	left main coronary trunk	左冠状動脈主幹部

LOS	low output syndrome	低（心）拍出量症候群
LPH	left posterior hemiblock	左脚後枝ブロック
LVAS	left ventricular assist system	左心補助装置
LVH	left ventricular hypertrophy	左室肥大
METs	metabolic equivalents	代謝当量
MI	myocardial infarction	心筋梗塞
MR	mitral regurgitation	僧帽弁閉鎖不全症
MS	mitral stenosis	僧帽弁狭窄症
MVV	maximal voluntary ventilation	最大換気量
NSR	normal sinus rhythm	正常洞調律
OH	orthostatic hypotension	起立性低血圧症
OMI	old myocardial infarction	陳旧性心筋梗塞
PAC	premature atrial contraction	心房性期外収縮
――	pacing	調子とり（ペーシング）
PAF	paroxysmal atrial fibrillation	発作性心房細動
――	pair	2連発
PAT	paroxysmal atrial tachycardia	発作性心房性頻拍
PCPS	percutaneous cardio pulmonary support	経皮的心肺補助装置
PSVT	paroxysmal supraventricular tachycardia	発作性上室性頻拍
PVC	premature ventricular contraction	心室性期外収縮
PVT	paroxysmal ventricular tachycardia	発作性心室頻拍
RAD	right axis deviation	右軸偏位
RAH	right atrial hypertrophy	右房肥大
RAO	right atrial overload	右軸負荷
RBBB	right bundle branch block	右脚ブロック
RCA	right coronary artery	右冠状動脈
RVH	right ventricular hypertrophy	右室肥大
SA block	sinoatrial block	洞房ブロック
SA node	sinoatrial node	洞（房）結節
SCA	sudden cardiac arrest	突然心停止
――	sencing	感知（センシング）
――	short run	連発
slow VT	slow ventricular tachycardia	徐脈性心室頻拍
SMI	silent myocardial ischemia	無症候性心筋虚血
SR	sinus rhythm	洞調律
SSS	sick sinus syndrome	洞不全症候群
――	ST depression	ST低下

付録2. 確認しておきたい用語と略語

——	ST elevation	ST上昇
SV	stroke volume	1回心拍出量
SVPC	supraventricular premature contraction	上室性期外収縮
SVT	supraventricular tachycardia	上室性頻拍
——	tachycardia（タキカルディア）	頻拍
TCP	transcutaneous pacing	経皮的ペーシング
TdP	torsade(s) de pointes	トルサードドポアンツ型心室頻拍
TEE	total energy expenditure	総エネルギー消費量
——	triplet	3連発
TS	tricuspid stenosis	三尖弁狭窄症
UAP	unstable angina pectoris	不安定狭心症
VAD	ventricular assist device	心室補助人工心臓
VAP	variant angina pectoris	異型狭心症
VAS	ventricular assist system	心室補助装置
——	ventricle	心室
Vf	ventricular fibrillation	心室細動
VT	ventricular tachycardia	心室性頻拍
WPW	Wolff-Parkinson-White（syndrome）	ウォルフ-パーキンソン-ホワイト症候群

文 献　数字に色が付いている文献は特に参考にしたものです．

I． 心電図をみる，付録1．危険な不整脈をみる
 1. Dubin D, 村川裕二（訳）．図解心電図テキスト．文光堂；2007．
 2. 五島雄一郎, 大林完二（監修）．心電図のABC．日本医師会；2001．
 3. 群馬県立心臓血管センター看護部．心電図読み方ガイド．メヂカルフレンド社；2005．
 4. 橋本 惠．やさしく読めるしんでんず．日総研出版；2001．pp.36-125．
 5. ハートナーシング編集室．心電図らくらくガイド．メディカ出版；2007．
 6. 池松裕子（監修）．臨床ナースのための心電図トレーニング．へるす出版；2000．
 7. 石橋克彦．早わかり心電図．メディカ出版；2006．pp.54-94．
 8. 笠貫 宏．モニター心電図読み方マニュアル．ブレーンドットコム；1997．pp.48-197．
 9. 熊谷智子．モニター心電図の読み方．成美堂出版；2009．
10. 栗田康生．心電図Nursing Note．メディカ出版；2006．pp.28-90．
11. 栗田康行．不整脈Q&A．メディカ出版；2001．pp.76-208．
12. 前田如矢．看護心電図ステップアップトレーニング．メディカ出版；1994．pp.77-138．
13. 松井由美恵．はじめてのモニター心電図．メディカ出版；2006．pp.20-53．
14. 松村 準．ナースのための心電図トレーニング．小学館；1995．pp.78-184．
15. 三宅良彦, 平野三千代．心電図の見方・読み方Q&A．照林社；2002．
16. 中村恵子, 柳澤厚生．ナースのための心電図の教室．学習研究社；2001．
17. 日本光電（編）．モニタ講習会テキスト．日本光電；1983．pp.5-18．
18. 清野精彦．心電図の読み方と心臓病．南江堂；1998．pp.48-91．
19. 田中喜美夫．モニター心電図なんて恐くない．医学芸術社；2001．pp.42-121．
20. 徳野慎一．早わかり心電図読み方ノート．照林社；2007．pp.2-84．
21. 臼井 孝．心電図プチナビ．学習研究社；2007．pp.34-86．
22. 山科 章（監修）．早引きモニター心電図ハンドブック．ナツメ社；2006．

II． 運動中にみられる心電図の変化
 1. 安達 仁．CPX・運動療法ハンドブック．中外医学社；2009．pp.14-19．
 2. 安達 仁．眼でみる実践心臓リハビリテーション．中外医学社；2009．pp.113-126．
 3. アメリカスポーツ医学会編．運動処方の指針．原著第7版，南江堂；2006．pp.117-129．
 4. Chung EK（編）．森 忠三（監訳）．運動負荷心電図．西村書店；1995．
 5. Gibbons RJ, et al. ACC/AHA Guidelines for exercise testing. A report of the American College of Cardiology/American Heart Association Task Force on Practice Guidelines（Committee on Exercise Testing）. J Ame Coll Cardiol 1997；30：260-315.
 6. 川久保 清．運動負荷心電図．医学書院；2000．
 7. 川久保 清．負荷試験を識る．Heart View 2002；6：1300-1305．
 8. Knight JA, et al. Supervision of clinical exercise testing by exercise physiologists. Ame J Cardiol 1995；75：390.
 9. 斎藤宗靖．心臓病と運動負荷試験．中外医学社；1990．p.9, p.54．
10. 谷口興一, 伊藤春樹（編）．心肺運動負荷テストと運動療法．南江堂；2004．pp.2-47．
11. 上嶋健治．運動負荷試験Q&A 110．南江堂；2002．
12. Wasserman K, et al, 谷口興一（監訳）．運動負荷テストの原理とその評価法．南江堂；1999．pp.106-124．
13. 横山光宏ほか．慢性虚血性心疾患の診断と病態把握のための検査法の選択基準に関するガイドライン．Heart View 2002；6：1210-1219．

III． 心臓のことをすこし理解しよう
 1. Ainsworth BE, et al. Compendium of physical activities: an update of activity codes and MET intensities. Med Sci Sports Exerc. 2000；32（9 Suppl）：S498-504．／田畑 泉ほか．身体活動のMETs表．独立法人国立健康・栄養研究所　健康増進プログラム　エネルギー代謝プロジェクト；2007（http://www.nih.go.jp/eiken/programs/pdf/mets.pdf）．
 2. American College of Sports Medicine（原著），日本体力医学会体力科学編集委員会（監訳）．運動処方の指針，原著第7版．南江堂；2006．pp.315-325．
 3. Åstrand PO, et al. 朝日奈一男ほか訳．オストランド運動生理学．大修館書店；1982．pp.83-136．
 4. 稲田英一（編）．呼吸・循環イラストレイテッド．月刊ナーシング 2008；28（12）：10-65．2008．
 5. 医療情報科学研究所：病気がみえる2．循環器疾患．メディックメディア；2003．p.12．

文 献

6. 奈良 勲（編）．運動処方マニュアル．文光堂；2002．pp.262-280．
7. 西保 岳．宮村実晴（編著）．新運動生理学（下巻）．真興交易医書出版部；2001．p.114．
8. 大谷 修，堀尾嘉幸．カラー図解 人体の正常構造と機能 II 循環器．日本医事新報社；2000．p.22．
9. 斉藤 満（編）．循環 II 運動時の調節と適応．NAP；2007．pp.19-83．
10. 斎藤宗靖．心臓病と運動負荷試験．中外医学社；1990．p.9．
11. 外畑 巖，村山正博．運動心臓病学．医学書院；1989．p.14, 16．
12. 田中越郎，イラストでまなぶ生理学，第2版．医学書院；2009．p.66．
13. 上嶋健治．心臓リハビリテーションに必要な循環器系の構造と機能．江藤文夫ほか編著．Journal of Clinical Rehabilitation，呼吸・循環障害のリハビリテーション．医歯薬出版；2008．
14. Wasserman K, et al. Exercise testing and interpretation ; an overview. Principles of exercise testing and interpretation. Philadelphia, Les & Febiger ; 1987. p.2.
15. Weber KT, et al. Cardiopulmonary Exercise Testing. W. B. Saunders, Philadelphia; 1986.
16. Weber KT, et al. Gas transport and the cardiopulmonary unit（Chap 2.）. Cardiopulmonary Exercise Testing, Physiologic Principles and Clinical Applications. W. B. Saunders, Philadelphia; 1986. p.15.

索引

欧文索引

A

Adams-Stokes 症候群→アダムス–ストークス症候群をみよ

F

Fick の法則→フィックの法則をみよ

L

Lown の分類→ラウンの分類をみよ

M

Macruz' index	106
METs（代謝当量）	117
Mobitz 型→モビッツ型をみよ	
Morris' index	106

R

R on T 型心室性期外収縮	68
Rubenstein の分類→ルーベンシュタインの分類をみよ	

S

Starling の心臓の法則→スターリングの心臓の法則をみよ	
ST 部分	108

T

torsades de pointes → トルサードドポアンツをみよ

W

Wenckebach 型→ウェンケバッハ型をみよ	
WPW 症候群	35

和文索引

あ

アダムス–ストークス症候群	28, 55, 58

い

異常反応	106
異所性	34
I 度房室ブロック	45
1 回拍出量	115

う

ウェンケバッハ型	44, 51
右脚ブロック	81

お

オーバーシュート現象	124

か

換気機能	112
間入性	70
簡便法	4

き

期外収縮	30
筋血流再配分	132
筋ポンプ	122
筋ポンプ作用	130

け

嫌気性代謝閾値	121

こ

高度房室ブロック	54
興奮旋回	34, 40
呼吸性不整脈	20
呼吸ポンプ	122
呼吸ポンプ作用	130

さ

最大酸素摂取量	112
細動波	36
左脚ブロック	84
酸素摂取量	112
酸素搬送系	112
III 度房室ブロック	57

し

循環機能	112
循環血液量	126
上室性期外収縮	43
触診	8
徐脈性不整脈	6
徐脈頻脈症候群	22
心係数	115
心室細動	79
心室性期外収縮	60
心室性補充収縮	17
心室頻拍	71
心拍出量	115
心房細動	36
心房性期外収縮	29
心房粗動	39
心房内リエントリー性	34

す

スターリングの心臓の法則	123
スポーツマン心臓	13

せ

静的運動	128
生理的反応	104
全身持久力	112

そ

総末梢血管抵抗	126
組織拡散機能	112
粗動波	39

た

代謝性血管拡張	133
代償性	70
大動脈の伸展性	131
体表面積	115
多形性心室頻拍	75
多源性心室性期外収縮	64
単形性心室頻拍	72
弾性血管	127
単発性心室性期外収縮	61

ち

聴診	8

て

抵抗血管	127
ディバイダー	3

と

洞結節リエントリー性	34
動静脈酸素較差	134
洞性徐脈	12, 22
洞性頻脈	9
洞性不整脈	19
洞停止	22

索引

動的運動	128
洞不全症候群	22
洞房ブロック	22
動脈血管作用	130
ドリフト現象	124
トルサードドポアンツ	77

に

二酸化炭素排出量	112
II 度房室ブロック	48, 51

の

能動的静脈血管収縮作用	130

は

肺拡散機能	112
発生部位	6

ひ

非呼吸性不整脈	20
頻脈性不整脈	6

ふ

フィックの法則	120
不整脈解析の基本的ステップ	2

へ

ヘミブロック	82

ほ

房室結節リエントリー性	34
房室接合部性期外収縮	42
房室接合部性補充収縮	15
房室ブロック	44
房室リエントリー性	34
発作性上室性頻拍	33

も

モビッツ型	44, 51

ら

ラウンの分類	60

り

リエントリー	34, 40

る

ルーベンシュタインの分類	22

れ

連発性心室性期外収縮	66

中山書店の出版物に関する情報は，小社サポートページを御覧ください．
https://www.nakayamashoten.jp/support.html

丸岡　弘（まるおか　ひろし）

埼玉県生まれ．埼玉県立大学保健医療福祉学部理学療法学科教授（兼 埼玉県立大学大学院保健医療福祉学研究科教授）．日本大学大学院卒業，博士（学術）．共編著に『シンプル理学療法学シリーズ 内部障害理学療法学テキスト』（細田多穂監修，南江堂，2008年）など

リハビリテーションのためのパッとみてわかる心電図(しんでんず)

2009年12月25日 初版第1刷発行 ©　　　　　　　　　〔検印省略〕
2021年 4月 5日　　 第2刷発行

著　者 ──── 丸岡　弘（まるおか ひろし）
発行者 ──── 平田　直
発行所 ──── 株式会社　中山書店
　　　　　　　〒112-0006 東京都文京区小日向4-2-6
　　　　　　　TEL 03-3813-1100（代表）　振替 00130-5-196565
　　　　　　　https://www.nakayamashoten.jp/
装丁 ────── 藤岡雅史（プロジェクト・エス）
イラスト ──── 株式会社日本グラフィックス
DTP・印刷・製本 ── 株式会社シナノパブリッシングプレス

Published by Nakayama Shoten Co.,Ltd.　　　　　　　　　　　　Printed in Japan
ISBN 978-4-521-73194-0
落丁・乱丁の場合はお取り替え致します

・本書の複製権・上映権・譲渡権・公衆送信権（送信可能化権を含む）は株式会社中山書店が保有します．

・ JCOPY 〈出版者著作権管理機構 委託出版物〉
　本書の無断複製は著作権法上での例外を除き禁じられています．複製される場合は，そのつど事前に，出版者著作権管理機構（電話 03-5244-5088, FAX 03-5244-5089, e-mail: info@jcopy.or.jp）の許諾を得てください．

本書をスキャン・デジタルデータ化するなどの複製を無許諾で行う行為は，著作権法上での限られた例外（「私的使用のための複製」など）を除き著作権法違反となります．なお，大学・病院・企業などにおいて，内部的に業務上使用する目的で上記の行為を行うことは，私的使用には該当せず違法です．また私的使用のためであっても，代行業者等の第三者に依頼して使用する本人以外の者が上記の行為を行うことは違法です．

ケアにつながるアセスメント技術を身につける!

フィジカルアセスメント徹底ガイド 呼吸

オールカラー

編著●高橋仁美（市立秋田総合病院リハビリテーション科）
佐藤一洋（秋田大学大学院医学系研究科循環器内科学・呼吸器内科学）

B5変型判／並製／160頁
定価（2,850円＋税）
ISBN 978-4-521-73180-3

呼吸のフィジカルアセスメントに必要な知識とその技術を写真・イラストで解説しました．患者の呼吸器にどんな異常が生じているのか，治療・ケアによってどのように変化したのかをイメージできるようになる1冊．

CONTENTS

本書を読む前に～フィジカルアセスメントを理解する

第1章 呼吸器の解剖と生理
- 1-1 体表解剖（肺葉の位置）
- 1-2 肺区域と肺葉気管支
- 1-3 呼吸器系のしくみと働き
- 1-4 ガスの交換と運搬

第2章 フィジカルイグザミネーションの実際
- 2-1 視診
- 2-2 触診
- 2-3 打診
- 2-4 聴診

第3章 フィジカルアセスメントに必要な検査
- 3-1 画像検査（X線）
- 3-2 呼吸機能の評価
- 3-3 血液ガス分析

第4章 代表疾患のフィジカルアセスメント
- 4-1 慢性閉塞性肺疾患（COPD）
- 4-2 気管支喘息
- 4-3 肺結核後遺症
- 4-4 間質性肺炎
- 4-5 びまん性汎細気管支炎
- 4-6 気管支拡張症
- 4-7 急性呼吸促迫症候群（ARDS）
- 4-8 胸水貯留
- 4-9 肺炎
- 4-10 無気肺

Column
- ●解剖豆知識～斜裂の位置
- ●気道のトランペット構造
- ●解剖豆知識～第7頸椎棘突起
- ●呼吸数を評価するときは深さにも注意する！
- ●乳幼児の呼吸器の特徴と加齢に伴う呼吸器への影響
- ●分圧の単位
- ●フィジカルアセスメントは患者さんとの信頼関係を築く一歩
- ●フィジカルイグザミネーションの手順
- ●打診は自分の身体で練習できる
- ●呼吸のダイアグラム
- ●臨床での聴診で重要なこと
- ●聴診器のはじまり
- ●聴診を練習するときは人の胸を貸してもらおう！
- ●問診のコツ
- ●室内の温度・湿度と呼吸器疾患
- ●慢性呼吸不全患者の急性増悪への対応
- ●喫煙とCOPD
- ●ダニと気管支喘息
- ●慢性呼吸不全患者の急性増悪の予防

中山書店　〒112-0006 東京都文京区小日向4-2-6　TEL 03-3813-1100　FAX 03-3816-1015
https://www.nakayamashoten.jp/

ケアにつながるアセスメント技術を身につける!

フィジカルアセスメント徹底ガイド 循環

オールカラー

B5変型判／並製／152頁
定価（2,850円＋税）
ISBN 978-4-521-73181-0

編集●三浦稚郁子（榊原記念病院）

フィジカルアセスメントのなかでも重要度が高い「循環」について，必要な知識とその技術を写真・イラストで解説した．図解により患者の循環器にどんな異常が生じているのか，治療によってどのように変化したのかをイメージできるようになる1冊．

CONTENTS

本書を読む前に～フィジカルアセスメントを理解する

第1章 循環機能とは
1-1 心臓
1-2 血管
1-3 循環のしくみ

第2章 フィジカルイグザミネーションの実際
2-1 視診
2-2 触診
2-3 聴診

第3章 フィジカルアセスメントに必要な検査
3-1 心電図
3-2 胸部X線
3-3 心エコー
3-4 心筋血流シンチグラフィ
3-5 冠動脈造影検査
3-6 肺動脈カテーテル検査

第4章 代表疾患のフィジカルアセスメント
4-1 狭心症
4-2 心筋梗塞
4-3 心室中隔穿孔
4-4 心原性ショック
4-5 心膜炎
4-6 感染性心内膜炎
4-7 心筋炎
4-8 心筋症
4-9 三尖弁閉鎖不全症
4-10 僧帽弁狭窄症・閉鎖不全症
4-11 大動脈弁狭窄症・閉鎖不全症
4-12 急性左心不全
4-13 右心不全
4-14 大動脈炎症候群（高安病）
4-15 真性大動脈瘤
4-16 急性大動脈解離
4-17 高血圧性心疾患

中山書店　〒112-0006 東京都文京区小日向4-2-6　TEL 03-3813-1100　FAX 03-3816-1015
https://www.nakayamashoten.jp/

動画でわかる

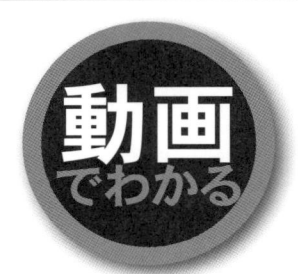

最新の知見に基づいた内容にバージョンアップ!
第5版からQRコード読み取り対応に!
場所を選ばずに手技を学べる!

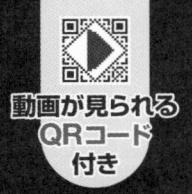

動画が見られるQRコード付き

呼吸リハビリテーション 第5版

編著: 高橋仁美(国際医療福祉大学保健医療学部教授)
　　　宮川哲夫(昭和大学大学院保健医療学研究科教授)
　　　塩谷隆信(秋田大学名誉教授)

B5判／並製／4色刷／340頁／定価3,850円(本体3,500円+税)

ISBN 978-4-521-74834-4

最新の知見をもとに内容を刷新

「行動変容とセルフマネジメント」と「肺非結核性抗酸菌症」を新しく取り上げた

新型コロナウイルス感染症などの最新のトピックスや知識の整理に役立つコラムも充実

CONTENTS

1章 呼吸リハビリテーションとは
1. 呼吸リハビリテーションの定義
2. 呼吸リハビリテーションと身体活動
3. 呼吸器疾患とフレイル、サルコペニア
4. 呼吸リハビリテーションのリスク管理

2章 呼吸リハビリテーションに必要な呼吸器の知識
1. 正常な呼吸のメカニズム
2. 呼吸リハビリテーションが必要となる病態と疾患
3. 呼吸不全の病態生理

3章 病態別呼吸リハビリテーションの進め方
1. セルフマネジメント教育とアクションプラン
2. 行動変容とセルフマネジメント教育
3. 急性期の呼吸リハビリテーション
   ① 急性呼吸不全・ARDSに対する呼吸リハビリテーション
   ② 胸・腹部における周術期の呼吸リハビリテーション
4. 安定期の呼吸リハビリテーション
   ① COPD(慢性閉塞性肺疾患)
   ② 間質性肺炎
   ③ 肺非結核性抗酸菌症(肺MAC症)

4章 呼吸リハビリテーションに必要な評価
1. フィジカルアセスメント
2. 呼吸機能の評価
3. 動脈血液ガスの評価
4. X線画像による評価
5. 呼吸困難の評価
6. 運動耐容能の評価
7. 呼吸筋力の評価
8. 四肢筋力の評価
9. 栄養状態の評価
10. ADL・QOLの評価
11. 心理状態の評価
12. 身体活動の評価

5章 呼吸リハビリテーションのプログラム
1. コンディショニング ▶
2. 運動療法 ▶
3. 栄養療法
4. 酸素療法
5. 在宅人工呼吸療法
6. 薬物療法と吸入指導
7. 教育指導(ADL・禁煙)と心理面のサポート ▶
8. 作業療法
9. 喀痰吸引

6章 呼吸リハビリテーションの実際
1. 入院中で酸素吸入下の患者へ運動療法を施行した例
2. ICUで排痰を目的とした呼吸理学療法を施行した例
3. 外来でCOPD患者に歩行を中心とした運動療法を施行した例
4. 在宅で呼吸リハビリテーションを継続しているHOTの例 ▶
5. 在宅でNPPV下の患者に座ってできるCOPD体操を施行した例 ▶
6. 体重減少が進行する重度COPD患者に外来で長期栄養補給療法を施行した例
7. 呼吸困難が強いサルコペニアのCOPD患者にSABAアシストとIMTを施行した例 ▶

▶のついてる項目は動画を見ることができます。

22項目の動画を掲載!

Column
1. 呼吸リハビリテーションの歴史
2. 運動とマイオカイン—運動は万能薬
3. 呼吸リハビリテーションが長期生存率に及ぼす効果
4. 新型コロナウイルス感染症患者の身体機能の低下とADLの機能障害
5. 重症のCOPD患者の頸部の特徴的所見—気管が短縮し吸気時に気管が下方に移動するのはなぜ?
6. マッスルメモリー(筋肉記憶)
7. 100年前のスペインかぜと新型コロナウイルス感染症
8. トリチェリとパスカル—血液ガスの単位
9. 呼吸機能検査における「記号」の約束
10. 呼吸困難のメカニズム
11. 代謝当量(metabolic equivalents: METs)
12. 新しい呼吸筋力測定器—呼吸筋力の単位は「cmH_2O」!
13. COPDにおける動的肺過膨張
14. 管理栄養士による栄養アセスメントと栄養指導
15. ノンテクニカルスキルとは?
16. 骨格筋線維(赤筋と白筋)

など、全24項目を収載

中山書店
〒112-0006 東京都文京区小日向4-2-6　TEL 03-3813-1100　FAX 03-3816-1015
https://www.nakayamashoten.jp/